ESTREÑIMIENTO

Alimentos y Plantas Medicinales

Isabel M. Rivero

AVISO LEGAL Y CREDITOS

ESTREÑIMIENTO. Alimentos y Plantas Medicinales.
Copyright ©2017 Isabel M. Rivero
Todos los derechos reservados

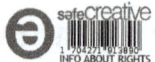

Queda estrictamente prohibida la reproducción total o parcial de esta obra, así como su incorporación a sistemas informáticos o su transmisión por cualquier medio (electrónico, mecánico, fotocopia, grabación u otros), sin previa autorización por escrito de la titular del copyright. La vulneración de estos derechos constituye una violación a la propiedad intelectual.

Gracias por respetar este trabajo. Solo si todos colaboramos y evitamos la piratería, será posible continuar publicando nuevos ebooks en el futuro.

Cuarta edición, ampliada: Octubre 2024
Fotografías de: Buntysmum y Imagemo via Pixabay

Este libro proporciona información general y no sustituye el asesoramiento médico profesional. Ni el editor ni la autora serán responsables de daños de cualquier tipo derivados del uso de este contenido. El lector asume la responsabilidad total por sus decisiones, acciones y resultados.

Este libro debe utilizarse únicamente como referencia y nunca como un manual médico. Su propósito es ayudarle a tomar decisiones informadas sobre su salud. No pretende sustituir ningún tratamiento que su médico le haya indicado.

Prólogo: Una Guía para el Bienestar

Queridas lectoras y lectores,

¡Bienvenidos a este viaje hacia una mejor salud! Desde que comencé a compartir mis conocimientos y experiencia, mi mayor motivación ha sido poder contribuir de manera positiva a sus vidas. Por eso, a través de estas páginas, quiero ofrecerles información valiosa y recursos prácticos que realmente puedan ayudarles a sentirse mejor.

En este libro, cada consejo y remedio ha sido cuidadosamente seleccionado por su efectividad comprobada y facilidad de aplicación en el día a día. Encontrarán no solo plantas medicinales, suplementos y alimentos accesibles, sino también información médica detallada sobre este problema de salud, consejos adicionales y respuestas a las preguntas más frecuentes, para que tengan una guía práctica, completa y confiable.

Mi meta es que esta obra sea su compañera valiosa y práctica, un recurso donde hallarán herramientas concretas para acompañarles en su camino hacia una vida más saludable y plena. Saber que este trabajo tiene un impacto positivo me llena de alegría y me motiva a seguir adelante. Aunque escribir requiere esfuerzo, tiempo y constancia, comprobar que mis libros marcan una diferencia real en sus vidas es mi mayor recompensa.

Y porque sus experiencias son mi mayor fuente de inspiración, me encantaría que me escribieran contándome sobre sus avances. Pueden contactarme en mi e-mail: **isabelmriveror@gmail.com**, donde estaré encantada de leer sus historias y comentarios.

Espero de corazón que esta guía práctica se convierta en su pilar indispensable en el camino hacia una mejor salud y bienestar. Gracias por permitirme ser parte de vuestra vida. Con cariño, Isabel.

INTRODUCCIÓN

En el camino hacia una salud plena, es vital entender que ningún remedio "milagroso" –ya sea un medicamento, planta, suplemento o alimento– puede solucionar una enfermedad de manera aislada. Asimismo, centrarse exclusivamente en ocultar o aliviar los síntomas, sin abordar la "causa" subyacente, suele conducir a recaídas frecuentes. En cambio, tratar la raíz del problema no solo alivia los síntomas de forma gradual, sino que también promueve una recuperación verdadera, sostenible y duradera.

Quizá algunas veces has sentido frustración porque ciertos fármacos no funcionan como esperabas. Esto ocurre porque la salud, para ser realmente restaurada, requiere un enfoque "integral", orientado desde su origen hacia la causa real del problema. Este enfoque abarca mucho más que tratamientos efectivos; incluye también adoptar mejoras en nuestra alimentación (como base de la nutrición celular), priorizar un sueño reparador, manejar el estrés adecuadamente y mantener un estilo de vida saludable. Estos pilares no solo favorecen la recuperación, sino que también fortalecen tu confianza en el proceso y optimizan la increíble capacidad natural de tu cuerpo para sanar.

Este libro es una puerta de entrada hacia esa filosofía integral de salud. En el primer capítulo, descubrirás información clave para identificar las causas principales relacionadas con esta patología. Profundizaremos en los síntomas característicos, los distintos tipos de la afección, señales de alarma que no deben ignorarse, complicaciones comunes, y los consejos y pruebas médicas que son fundamentales para alcanzar un diagnóstico preciso. A partir de ahí, los capítulos siguientes estarán dedicados a temas como la alimentación, menús sugeridos para el día a día y enfoques naturales, incluyendo suplementos y remedios a base de hierbas, para crear un progreso constante hacia tu bienestar.

Aunque tienes la libertad de elegir y adaptar las ideas que sean más útiles para ti, no te pierdas el capítulo titulado "**Plan práctico recomendado**". Este apartado se convertirá en una guía fundamental, que reúne de manera sencilla y accesible todos los elementos esenciales de un enfoque integral. Desde ahí, podrás navegar entre los diferentes capítulos y emplear aquellas estrategias que mejor se ajusten a tus necesidades y preferencias personales.

Es importante subrayar que todas las sugerencias presentadas en este libro están respaldadas por evidencia científica. No se trata de opiniones ni soluciones improvisadas, sino de información verificada que asegura resultados fiables. Al final de la obra, encontrarás referencias detalladas y estudios científicos que fundamentan cada propuesta. Esto no solo te ayudará a sentirte más segura/o al ponerlas en práctica, sino que también reforzará tu confianza de estar tomando decisiones informadas para cuidar de tu salud.

EL ESTREÑIMIENTO

El estreñimiento es uno de los trastornos más frecuentes del sistema digestivo y, aunque en ocasiones puede subestimarse, para quienes lo padecen puede convertirse en una fuente constante de molestias físicas y emocionales. Se define principalmente por la dificultad o poca frecuencia de las evacuaciones intestinales, normalmente consideradas como menos de tres evacuaciones por semana. Sin embargo, es fundamental tener presente que cada organismo tiene su propio ritmo, y lo que es "normal" puede variar considerablemente de una persona a otra. Lo importante es prestar atención a las señales de nuestro cuerpo: el malestar, los cambios en el ritmo habitual de las evacuaciones y la sensación de incomodidad no deben ignorarse.

Para comprender qué sucede cuando hay estreñimiento, es útil conocer primero cómo funciona el sistema digestivo en condiciones normales. Todo empieza al ingerir alimentos, que llegan al estómago y se descomponen con la ayuda de los jugos gástricos. Luego, los restos de comida viajan al intestino delgado, donde se absorben los nutrientes esenciales para el cuerpo. A continuación, lo que queda de este proceso es transferido al intestino grueso, donde ocurre uno de los pasos más importantes: la formación de las heces.

El intestino grueso o colon desempeña un papel crucial en el proceso digestivo. Su tarea principal es absorber el agua y los electrolitos de los residuos alimenticios, algo que no solo ayuda a mantener nuestro cuerpo hidratado, sino que además determina la consistencia adecuada de las heces. Estas deben ser lo bastante firmes para facilitar su paso, pero no tan secas como para dificultarlo. Al mismo tiempo, el colon lleva a cabo unas contracciones musculares llamadas peristaltismo, que actúan como ondas coordinadas, transportando las heces hacia el recto, donde serán expulsadas.

Cuando hablamos de estreñimiento, podemos estar enfrentándonos a varios problemas dentro de este proceso. Una causa frecuente es la lentitud en el tránsito intestinal, que ocurre cuando las contracciones del colon no son tan efectivas como deberían ser. Esto puede deberse a múltiples factores, entre ellos una dieta baja en fibra, fundamental para añadir volumen a las heces, o una falta de actividad física, que es clave para estimular un tránsito digestivo saludable. Asimismo, el estrés y ciertos medicamentos pueden influir de forma negativa en el funcionamiento intestinal, ralentizando el proceso.

Otra de las razones detrás del estreñimiento está relacionada con la cantidad de agua que absorbe el colon. Si el colon extrae más agua de los residuos alimenticios de lo necesario, las heces se vuelven secas y difíciles de eliminar. Esto ocurre a menudo como resultado de una hidratación inadecuada. Cuando no bebemos suficiente agua o perdemos líquidos debido al sudor, la orina u otras causas, el cuerpo prioriza conservar el agua, lo que endurece las heces y complica su expulsión.

Además, ciertas condiciones médicas pueden contribuir al estreñimiento. Enfermedades neurológicas como el Parkinson o la esclerosis múltiple pueden interrumpir la comunicación entre el cerebro y los músculos intestinales responsables de las contracciones del colon. También, desórdenes hormonales como el hipotiroidismo ralentizan el metabolismo, lo que está estrechamente relacionado con este problema digestivo.

El estreñimiento no discrimina y puede afectar tanto a niños como a adultos de todas las edades. Su impacto, sin embargo, no se limita a la frecuencia de las evacuaciones. Los síntomas suelen incluir esfuerzo excesivo al evacuar, heces secas y duras que provocan dolor o irritación, sensación de no haber vaciado por completo el intestino, hinchazón abdominal y pesadez general. Estos signos no solo generan incomodidad, sino que también pueden afectar la autoestima y el bienestar emocional de quien los sufre. Por ello, es esencial recordar que este problema tiene soluciones, y no es algo que debamos normalizar o aceptar como inevitable.

Un aspecto menos conocido pero igualmente importante en

el estreñimiento crónico tiene que ver con la salud del suelo pélvico. Este grupo de músculos y tejidos sostiene órganos esenciales, como el recto y el ano, y desempeña un papel crucial en la expulsión de las heces. Algunas personas pueden experimentar problemas en esta zona si los músculos del suelo pélvico están débiles, lesionados o tensos, lo que puede impedir que funcionen correctamente al momento de evacuar. Esto agrava el estreñimiento y hace que su manejo requiera una atención más específica.

Aunque el estreñimiento puede resultar un desafío frustrante, la buena noticia es que existen numerosas maneras de enfrentarlo eficazmente. Este libro aborda de forma integral este problema de salud que afecta a tantas personas. Aquí encontrarás información médica clara y comprensible, que incluye la definición, los tipos, las posibles causas, los síntomas y las señales de alarma que no debemos ignorar. Además, se ofrecen consejos prácticos, tratamientos diagnósticos y remedios complementarios que abarcan desde una alimentación equilibrada, suplementos nutricionales hasta el uso de plantas medicinales, todo pensado para ayudarte a mejorar tu calidad de vida. Este no es solo un libro informativo, es una guía para recuperar el bienestar. Si alguna vez has sentido frustración o malestar por este problema, te invito a descubrir cómo pequeños cambios pueden marcar una gran diferencia. ¡Tu salud intestinal está en tus manos, y este libro puede ser el comienzo de un gran cambio positivo!

Tipos de estreñimiento

El estreñimiento es un problema digestivo que puede manifestarse de diversas formas, dependiendo de sus causas y características específicas. Comprender estas variaciones es clave para identificar las posibles razones detrás del problema y elegir el tratamiento más adecuado. A continuación, se describen los tipos más comunes de estreñimiento:

- **Estreñimiento ocasional**: Es el tipo más común de estreñimiento y se caracteriza por episodios esporádicos de dificultad para evacuar las heces. Puede estar relacionado con cambios en la dieta, falta de actividad física, viajes, estrés o consumo insuficiente de líquidos. Por lo general, este tipo de estreñimiento se resuelve por sí solo con cambios temporales en el estilo de vida y la dieta.

- **Estreñimiento crónico**: Se define como la presencia de síntomas de estreñimiento durante al menos tres meses. El estreñimiento crónico puede ser el resultado de factores como una dieta baja en fibra, falta de actividad física regular, consumo insuficiente de líquidos, medicamentos, trastornos del sistema digestivo, desequilibrios hormonales o problemas estructurales en el colon. Este tipo de estreñimiento a menudo requiere cambios a largo plazo en el estilo de vida y la dieta, así como la intervención médica para abordar las causas subyacentes.

- **Estreñimiento de tránsito lento**: En este tipo de estreñimiento, el movimiento de las heces a través del tracto digestivo es lento. Esto puede deberse a una variedad de factores, como una dieta baja en fibra, falta de actividad física, desequilibrios hormonales o condiciones médicas subyacentes. Las heces tienden a ser duras y secas, y la evacuación puede requerir esfuerzo excesivo. El tratamiento puede incluir cambios en la dieta, aumento de la actividad física y, en algunos casos, medicamentos que estimulan el movimiento intestinal.

- **Estreñimiento por obstrucción**: Este tipo de estreñimiento ocurre cuando hay una obstrucción física en el intestino, que impide el paso normal de las heces. Puede ser el resultado de una impactación fecal, un tumor, estenosis intestinal o una hernia. El estreñimiento por obstrucción es una condición grave que requiere atención médica inmediata. El tratamiento puede implicar la eliminación de la obstrucción mediante procedimientos médicos o quirúrgicos.

- **Estreñimiento secundario**: Este tipo de estreñimiento se produce como resultado de una condición médica subyacente. Puede estar asociado con trastornos del sistema digestivo, como el síndrome del intestino irritable, enfermedad inflamatoria intestinal, enfermedad de Parkinson o hipotiroidismo. El tratamiento del estreñimiento secundario se centra en abordar la causa subyacente y puede requerir medicamentos específicos, terapia hormonal u otros enfoques médicos.

• **Estreñimiento en el embarazo**: Durante el embarazo, muchas mujeres experimentan estreñimiento debido a los cambios hormonales, el aumento de la presión en el abdomen y el crecimiento del útero. Además, el uso de suplementos de hierro prenatal puede contribuir al estreñimiento. Para aliviar este tipo de estreñimiento, se recomienda aumentar la ingesta de fibra, beber suficiente agua y realizar ejercicio regularmente, siempre bajo la supervisión de un profesional de la salud.

• **Estreñimiento en niños**: Los niños también pueden padecer estreñimiento, especialmente durante la transición a alimentos sólidos o cuando están aprendiendo a usar el baño. Esto puede deberse a una dieta baja en fibra, falta de hidratación adecuada, retención fecal o factores emocionales como el estrés o la ansiedad. En estos casos, es fundamental fomentar una alimentación equilibrada y rica en fibra, asegurar una hidratación adecuada y establecer rutinas regulares para ir al baño.

• **Estreñimiento idiopático**: En algunos casos, el estreñimiento no tiene una causa clara identificable y se conoce como estreñimiento idiopático o funcional. Puede ser el resultado de una combinación de factores, como una dieta baja en fibra, falta de actividad física, cambios en los hábitos de vida, trastornos del sistema nervioso o disfunción en los músculos del intestino. El tratamiento del estreñimiento idiopático generalmente implica cambios en la dieta y el estilo de vida, junto con medicamentos y terapias específicas según las necesidades individuales.

• **Estreñimiento medicamentoso**: Algunos medicamentos pueden causar estreñimiento como efecto secundario. Entre ellos se incluyen los opiáceos, analgésicos, antidepresivos, antipsicóticos, antihipertensivos, antiácidos con calcio o aluminio, y algunos suplementos de hierro. Si sospechas que un medicamento está causando estreñimiento, es importante hablar con tu médico para evaluar la posibilidad de ajustar la dosis, cambiar el medicamento o buscar alternativas.

Síntomas

Los síntomas del estreñimiento pueden variar en función del tipo específico y la gravedad de la afección. Identificar estos signos es fundamental para reconocer el problema y dirigir el enfoque hacia un manejo adecuado. A continuación, se detallan los síntomas más comunes asociados con los diferentes tipos de estreñimiento:

- **Estreñimiento ocasional:** Este tipo de estreñimiento generalmente se caracteriza por episodios aislados de dificultad para evacuar las heces. Los síntomas pueden incluir esfuerzo excesivo al defecar, heces duras y secas, sensación de evacuación incompleta y la necesidad de hacer esfuerzo adicional para pasar las heces. Además, es posible que se experimente malestar abdominal, distensión abdominal, gases y sensación de plenitud después de las comidas.

- **Estreñimiento crónico:** El estreñimiento crónico se define como la presencia de síntomas de estreñimiento durante al menos tres meses. Además de los síntomas mencionados anteriormente, el estreñimiento crónico puede causar otros síntomas como dolor abdominal, sensación de bloqueo o dificultad para expulsar las heces, necesidad de usar laxantes de forma regular, cambios en la consistencia de las heces y disminución de la frecuencia de las evacuaciones intestinales.

- **Estreñimiento de tránsito lento:** En este tipo de estreñimiento, el movimiento de las heces a través del intestino es lento. Los síntomas pueden incluir evacuaciones intestinales infrecuentes (menos de tres veces por semana), heces duras y secas, esfuerzo excesivo al defecar, sensación de evacuación incompleta y distensión abdominal. Además, puede haber una sensación de bloqueo en el recto y la necesidad de usar enemas o supositorios para lograr la evacuación.

- **Estreñimiento por obstrucción:** Se caracteriza por una obstrucción física en el intestino que impide el paso normal de las heces. Los síntomas pueden incluir dolor abdominal intenso, hinchazón abdominal, náuseas y vómitos, falta de apetito, pérdida de peso inexplicada y la incapacidad para eliminar las heces o gases. Este tipo de estreñimiento es una emergencia médica y requiere atención médica inmediata.

- **Estreñimiento secundario**: El estreñimiento secundario se produce como resultado de una condición médica subyacente. Los síntomas pueden variar dependiendo de la causa subyacente, pero en general pueden incluir heces duras y secas, esfuerzo al defecar, distensión abdominal, cambios en la consistencia y frecuencia de las evacuaciones intestinales, y otros síntomas asociados con la condición médica subyacente, como dolor abdominal en el síndrome del intestino irritable o diarrea en la enfermedad inflamatoria intestinal.

- **Estreñimiento en el embarazo**: Además de los síntomas generales de estreñimiento, las mujeres embarazadas pueden experimentar otros síntomas relacionados. Estos pueden incluir hemorroides, debido a la presión adicional en la región anal, así como también hinchazón y calambres abdominales. Algunas mujeres también pueden experimentar dolor durante las evacuaciones debido a la presión sobre el útero.

- **Estreñimiento en niños**: En los niños, los síntomas del estreñimiento pueden variar según la edad. Los bebés pueden presentar llanto y malestar al intentar defecar, heces duras y secas, así como también falta de apetito y dificultad para dormir adecuadamente. En los niños mayores, los síntomas pueden incluir dolor abdominal, retención fecal, heces grandes y dolorosas, así como también cambios en el comportamiento, como evitar el uso del baño o esconderse para defecar.

- **Estreñimiento idiopático**: En el caso del estreñimiento idiopático, los síntomas pueden ser similares a los del estreñimiento crónico. Sin embargo, la duración y la frecuencia de los síntomas pueden variar. Algunas personas pueden experimentar síntomas leves y ocasionales, mientras que otras pueden tener síntomas persistentes y graves. También es posible que se presenten síntomas adicionales relacionados con el sistema digestivo, como acidez estomacal, gases y malestar general.

• **Estreñimiento medicamentoso**: Los síntomas de este tipo de estreñimiento pueden ser similares a los del estreñimiento ocasional o crónico. Sin embargo, es importante tener en cuenta que los síntomas pueden variar según el medicamento específico utilizado. Algunos medicamentos pueden causar estreñimiento más severo o pueden estar asociados con otros síntomas, como cambios en el apetito o efectos secundarios adicionales. Siempre es recomendable consultar a tu médico si se sospecha que un medicamento está causando estreñimiento.

Cada persona puede experimentar el estreñimiento de manera diferente. Además, pueden presentarse síntomas adicionales o variar en intensidad dependiendo de la situación. En caso de preocupaciones acerca de los síntomas o si el estreñimiento es persistente, resulta fundamental buscar atención médica para obtener un diagnóstico.

Causas

El estreñimiento puede originarse por diversas razones, que van desde factores transitorios hasta condiciones persistentes. Comprender estas causas es crucial para identificar el origen del problema y abordar la situación de manera adecuada. A continuación, se presentan las principales causas del estreñimiento:

• **Dieta baja en fibra**: Una de las principales causas del estreñimiento es una dieta baja en fibra. La fibra ayuda a mantener las heces blandas y voluminosas, lo que facilita su paso a través del intestino. Una ingesta insuficiente de frutas, verduras, granos enteros y legumbres puede contribuir al estreñimiento.

• **Ingesta insuficiente de líquidos**: La deshidratación y la falta de consumo adecuado de líquidos pueden hacer que las heces se vuelvan duras y difíciles de pasar. Es importante beber suficiente agua y otros líquidos para mantener una hidratación adecuada y promover la regularidad intestinal.

• **Falta de actividad física**: El sedentarismo y la falta de actividad física pueden afectar la motilidad intestinal y contribuir al estreñimiento. El ejercicio regular ayuda a estimular el movimiento de los músculos intestinales, lo que facilita el paso de las heces a través del intestino.

• **Factores de estilo de vida**: Algunos factores de estilo de vida, como la falta de tiempo para ir al baño, la supresión del impulso de defecar, el estrés y los cambios en la rutina diaria, pueden contribuir al estreñimiento. Estos factores pueden interferir con los patrones normales de evacuación intestinal y dificultar la eliminación regular de las heces.

• **Medicamentos**: Algunos medicamentos pueden causar estreñimiento como efecto secundario. Estos pueden incluir opioides, antiácidos que contienen calcio o aluminio, algunos medicamentos para la presión arterial, antidepresivos y medicamentos para tratar ciertas condiciones neurológicas. Si sospechas que un medicamento está causando estreñimiento, es importante hablar con tu médico para evaluar alternativas o ajustar la dosis.

• **Problemas estructurales o bloqueos**: El estreñimiento también puede ser causado por problemas estructurales en el intestino que dificultan el paso de las heces. Esto puede incluir obstrucciones intestinales, estenosis (estrechamiento) intestinal, hernias o tumores. Estas condiciones requieren atención médica inmediata.

• **Enfermedades y trastornos**: Varias enfermedades y trastornos pueden estar asociados con el estreñimiento. Algunos ejemplos incluyen el síndrome del intestino irritable, la enfermedad inflamatoria intestinal (como la enfermedad de Crohn y la colitis ulcerosa), la diabetes, el hipotiroidismo, la esclerosis múltiple y los trastornos neuromusculares.

• **Cambios hormonales**: En algunas mujeres, los cambios hormonales durante el ciclo menstrual, el embarazo o la menopausia pueden influir en la regularidad intestinal y causar estreñimiento temporal.

- **Factores psicológicos**: El estrés, la ansiedad y la depresión pueden afectar el funcionamiento normal del sistema digestivo y contribuir al estreñimiento.

- **Cambios en los hábitos de vida**: Los cambios en la rutina diaria, como viajar o cambios en el horario de trabajo, pueden afectar los patrones normales de evacuación intestinal y contribuir al estreñimiento. El cuerpo puede necesitar tiempo para adaptarse a estos cambios y restablecer un ritmo regular.

- **Problemas musculares y nerviosos**: Los problemas en los músculos y los nervios del intestino pueden afectar la motilidad intestinal y causar estreñimiento. Esto puede ser el resultado de afecciones como el síndrome del intestino irritable, enfermedades neurológicas, lesiones de la médula espinal o daño a los nervios que controlan el intestino.

- **Trastornos metabólicos**: Algunos trastornos metabólicos, como la hipotiroidismo y la diabetes, pueden afectar la función intestinal y causar estreñimiento. Estas condiciones pueden alterar el equilibrio hormonal y afectar la motilidad intestinal.

- **Problemas estructurales anatómicos**: Algunas personas pueden tener anomalías estructurales en el intestino que dificultan el paso de las heces. Esto puede incluir estrechamientos (estenosis), obstrucciones o bloqueos en el intestino, pólipos o divertículos intestinales. Estas condiciones pueden requerir intervención médica o quirúrgica para corregir el problema.

- **Trastornos del suelo pélvico**: El suelo pélvico es un grupo de músculos que ayudan a controlar los movimientos intestinales. Los trastornos del suelo pélvico, como la disfunción del suelo pélvico o la debilidad muscular, pueden interferir con la función normal del intestino y causar estreñimiento.

- **Envejecimiento**: A medida que envejecemos, es común

que la función intestinal se vuelva menos eficiente, lo que puede contribuir al estreñimiento. La disminución de la actividad física, los cambios en la dieta y las condiciones médicas relacionadas con la edad pueden ser factores contribuyentes.

- **Factores emocionales y psicológicos**: El estrés, la ansiedad y la depresión pueden afectar la función intestinal y contribuir al estreñimiento. El sistema nervioso y el sistema digestivo están interconectados, y las emociones pueden tener un impacto en la motilidad intestinal.

Posibles complicaciones

Esta sección tiene como objetivo ofrecer orientación y aclarar posibles riesgos de forma clara, poniendo el foco en la prevención. Así, podrás adoptar medidas proactivas que protejan tu bienestar y eviten complicaciones.

El estreñimiento crónico, cuando no se trata adecuadamente, puede derivar en diversas complicaciones y afectar notablemente la calidad de vida. A continuación, se presentan los problemas de salud más comunes asociados:

- **Hemorroides**: El esfuerzo excesivo durante la evacuación intestinal debido al estreñimiento puede causar hemorroides. Las hemorroides son venas inflamadas en el recto y el ano que pueden causar dolor, picazón y sangrado. El esfuerzo repetitivo al defecar aumenta la presión en las venas rectales, lo que puede llevar al desarrollo o empeoramiento de las hemorroides.

- **Fisuras anales**: Las fisuras anales son pequeñas rupturas o desgarros en la piel del canal anal. El estreñimiento crónico puede provocar la formación de fisuras anales debido al paso de heces duras y voluminosas a través del canal anal. Esto puede causar dolor intenso durante la evacuación y sangrado rectal.

- **Impactación fecal**: La impactación fecal ocurre cuando las heces se acumulan y se endurecen en el recto, dificultando su eliminación. Esto puede ocurrir en personas con estreñimiento crónico severo. La impactación fecal puede causar dolor abdominal, distensión, pérdida de apetito y obstrucción intestinal.

- **Diverticulosis**: La diverticulosis es una condición en la que se forman pequeñas bolsas o sacos en la pared del colon. El estreñimiento crónico puede aumentar la presión en el colon, lo que puede contribuir al desarrollo de divertículos. Si los divertículos se inflaman o se infectan, se produce una afección conocida como diverticulitis, que puede causar dolor abdominal intenso, fiebre y otros síntomas.

- **Megacolon**: El estreñimiento crónico y no tratado puede provocar una ampliación anormal del colon, conocida como megacolon. En el megacolon, el colon se ensancha y se debilita, lo que dificulta el paso de las heces. Esto puede llevar a una mayor retención de heces y a un mayor riesgo de complicaciones, como obstrucción intestinal.

- **Incontinencia fecal**: En algunos casos, el estreñimiento crónico puede llevar a la incontinencia fecal, que es la incapacidad de controlar el paso de las heces. La acumulación de heces endurecidas en el recto puede ejercer presión sobre los músculos anales y debilitarlos, lo que puede resultar en fugas involuntarias de heces líquidas o sólidas.

- **Desarrollo de pólipos y cáncer de colon**: Si el estreñimiento persiste durante mucho tiempo, puede aumentar el riesgo de desarrollar pólipos colorrectales, que son crecimientos anormales en el revestimiento del colon. Si los pólipos no se detectan y eliminan a tiempo, pueden convertirse en cáncer de colon.

- **Problemas urinarios**: El estreñimiento crónico puede ejercer presión sobre la vejiga y los órganos cercanos, lo que puede afectar la función urinaria. Esto puede causar dificultad para orinar, infecciones urinarias recurrentes o pérdida de control de la vejiga.

- **Síndrome del intestino irritable (SII)**: El estreñimiento crónico puede ser un síntoma del SII, una afección crónica del sistema digestivo que se caracteriza por dolor abdominal, hinchazón, cambios en los hábitos intestinales y malestar general. El estreñimiento en el SII puede ser debilitante y afectar significativamente la calidad de vida de una persona.

• **Impacto en la calidad de vida**: El estreñimiento crónico puede tener un impacto significativo en la calidad de vida de una persona. La incomodidad física, el dolor abdominal, la hinchazón y la sensación de plenitud pueden hacer que las actividades diarias sean difíciles de realizar. Además, el estreñimiento puede causar ansiedad, estrés y frustración, lo que puede afectar la salud mental y emocional de una persona.

• **Problemas de absorción de nutrientes**: Cuando las heces permanecen en el intestino durante períodos prolongados debido al estreñimiento, puede haber una disminución en la absorción adecuada de nutrientes. Esto puede llevar a deficiencias nutricionales y a una serie de problemas de salud, como debilidad, fatiga, pérdida de peso y malnutrición.

• **Aumento del riesgo de enfermedades cardiovasculares**: Algunos estudios han sugerido una asociación entre el estreñimiento crónico y un mayor riesgo de enfermedades cardiovasculares, como enfermedades del corazón, accidentes cerebrovasculares e hipertensión arterial. Si bien la relación exacta no se comprende completamente, se cree que la inflamación crónica y los desequilibrios en la microbiota intestinal pueden desempeñar un papel en esta conexión.

• **Impacto en la salud mental**: El estreñimiento crónico puede tener un impacto significativo en la salud mental y emocional de una persona. La incomodidad física, el malestar y la preocupación constante pueden contribuir al estrés, la ansiedad y la depresión. Además, la sensación de no poder evacuar adecuadamente puede generar sentimientos de frustración, irritabilidad y baja autoestima.

• **Complicaciones durante el embarazo**: El estreñimiento durante el embarazo es común debido a los cambios hormonales, el aumento de la presión sobre el intestino debido al crecimiento del útero y la absorción de líquidos adicionales. Sin embargo, el estreñimiento crónico y no tratado puede aumentar el riesgo de hemorroides, fisuras anales y malestar general durante el embarazo.

Disminución de los síntomas y prevención

Abordar los síntomas y prevenir el estreñimiento son pilares esenciales para garantizar una óptima salud digestiva. Implementar ciertas estrategias y realizar ajustes en el estilo de vida puede marcar una gran diferencia. A continuación, se detallan recomendaciones clave que son de utilidad:

• **Consumo adecuado de fibra**: La fibra es esencial para mantener un sistema digestivo saludable y prevenir el estreñimiento. Se recomienda un consumo diario de al menos 25-30 gramos de fibra para adultos. La fibra se encuentra en alimentos como frutas, verduras, legumbres, granos enteros y frutos secos. Aumentar gradualmente la ingesta de fibra puede ayudar a regular los movimientos intestinales y ablandar las heces, facilitando su paso a través del sistema digestivo.

• **Beber suficiente agua**: La deshidratación puede contribuir al estreñimiento, ya que el agua es necesaria para ablandar las heces y facilitar su paso a través del intestino. Se recomienda beber al menos 8 vasos de agua al día, pero las necesidades individuales pueden variar según la edad, el peso y la actividad física. Mantenerse hidratado es esencial para mantener una función intestinal saludable.

• **Mantener un estilo de vida activo**: La actividad física regular puede ayudar a estimular el movimiento intestinal y prevenir el estreñimiento. Realizar actividades como caminar, correr, nadar o practicar yoga puede promover la motilidad intestinal y mejorar la regularidad de los movimientos intestinales. Intenta realizar al menos 30 minutos de ejercicio moderado la mayoría de los días de la semana.

• **Establecer una rutina regular de evacuación**: Intenta

establecer un horario regular para ir al baño y dedica tiempo suficiente para ello. El cuerpo tiende a seguir patrones, por lo que acostumbrarse a ir al baño a la misma hora todos los días puede ayudar a regularizar los movimientos intestinales.

• **Evitar el sedentarismo**: Pasar largos períodos de tiempo sentado o inactivo puede ralentizar el tránsito intestinal y contribuir al estreñimiento. Intenta moverte y levantarte regularmente durante el día, especialmente si tienes un trabajo sedentario. Estiramientos simples o breves paseos ayudan a estimular el intestino y prevenir el estancamiento de las heces.

• **Evitar el uso excesivo de laxantes**: Si bien los laxantes pueden ser útiles en casos de estreñimiento ocasional, su uso excesivo o prolongado puede causar dependencia y dañar la función natural del intestino. Es importante consultar a tu médico antes de tomar cualquier laxante y utilizarlos sólo según las indicaciones.

• **Manejar el estrés**: El estrés crónico puede afectar la función intestinal y contribuir al estreñimiento. Buscar formas de manejar el estrés, como practicar técnicas de relajación, meditación, yoga o buscar apoyo psicológico, puede tener un impacto positivo en la salud digestiva.

• **Evitar el abuso de medicamentos**: Algunos medicamentos, como los analgésicos opioides, los antidepresivos y los antiácidos que contienen calcio o aluminio, pueden contribuir al estreñimiento. Si estás tomando fármacos que podrían estar relacionados con el estreñimiento, habla con tu médico sobre posibles alternativas o estrategias para minimizar este efecto secundario.

• **Alimentación equilibrada**: Además de aumentar la ingesta de fibra, es importante mantener una alimentación equilibrada que incluya una variedad de alimentos saludables. Consumir frutas y verduras frescas, granos enteros, proteínas magras y grasas saludables puede ayudar a mantener una función intestinal adecuada. Evita los alimentos procesados, ricos en grasas saturadas y azúcares añadidos, ya que pueden contribuir al estreñimiento.

• **Probióticos**: Los probióticos son microorganismos beneficiosos que ayudan a mantener un equilibrio saludable en la microbiota intestinal, lo cual es importante para una digestión y función intestinal adecuadas. Puedes encontrar probióticos en alimentos como el yogur, el kéfir y el chucrut, o también puedes optar por tomar suplementos probióticos. Consulta con un profesional de la salud para determinar qué tipo y dosis de probióticos pueden ser adecuados para ti.

• **Evitar el consumo excesivo de alcohol y cafeína**: Tanto el alcohol como la cafeína pueden contribuir al estreñimiento. El alcohol puede deshidratarte y afectar la motilidad intestinal, mientras que la cafeína puede actuar como un diurético, aumentando la excreción de líquidos y potencialmente desencadenando el estreñimiento. Limita el consumo de estas sustancias y asegúrate de mantenerte hidratado si decides consumirlas.

• **No ignorar el impulso de evacuar**: Es importante escuchar las señales de tu cuerpo y no ignorar el impulso de evacuar cuando sientas la necesidad. Retener las heces puede llevar a un endurecimiento y acumulación de las mismas, lo que dificulta su eliminación posteriormente. Si sientes la urgencia de ir al baño, busca un baño cercano y tómate el tiempo necesario para evacuar completamente.

• **Evitar el uso excesivo de enemas o supositorios**: Aunque los enemas y supositorios pueden ser útiles en algunos casos de estreñimiento severo, no deben utilizarse de forma habitual o excesiva. El uso excesivo de estos métodos puede dañar la función natural del intestino y causar dependencia. Consulta a tu médico antes de usarlos y sigue sus recomendaciones.

• **Controlar condiciones de salud subyacentes**: Algunas condiciones de salud, como el hipotiroidismo, la diabetes y los trastornos del colon, pueden contribuir al estreñimiento. Si tienes alguna condición de salud subyacente, es importante controlarla adecuadamente y seguir las recomendaciones de tu médico para prevenir y gestionar el estreñimiento.

Es importante tener presente que cada organismo es único y puede necesitar estrategias personalizadas para prevenir y tratar el estreñimiento de manera efectiva. Si el estreñimiento es persistente, severo o no mejora pese a realizar cambios en tu estilo de vida, no dudes en consultar con un profesional de la salud para recibir un diagnóstico preciso.

Recomendaciones adicionales

Además de los cambios mencionados previamente, estas medidas adicionales contribuyen a aliviar y prevenir el estreñimiento:

- **Prueba alimentos con propiedades laxantes**: Algunos alimentos tienen propiedades naturales laxantes que ayudan a aliviar el estreñimiento. Algunos ejemplos son las ciruelas pasas, el kiwi, las peras, los higos, los cacahuetes sin sal, el aceite de oliva, el yogur con probióticos y el jugo de manzana sin azúcar añadida. Incluir estos alimentos en tu dieta puede ayudar a estimular el movimiento intestinal.

- **Evita el consumo excesivo de alimentos que pueden estreñir**: Algunos alimentos pueden empeorar el estreñimiento y es recomendable limitar su consumo. Estos incluyen alimentos procesados y refinados, alimentos altos en grasas saturadas, carnes rojas, productos lácteos enteros y alimentos con bajo contenido de fibra. Además, reduce la ingesta de alimentos que pueden causar estreñimiento en algunas personas, como el plátano verde o los alimentos ricos en almidón.

- **Considera el uso de aceite de ricino**: El aceite de ricino es un laxante natural que puede ayudar a suavizar las heces y estimular los movimientos intestinales. Sin embargo, es importante usarlo con precaución y bajo la supervisión de un profesional de la salud, ya que puede tener efectos secundarios y no debe utilizarse a largo plazo.

- **Prueba técnicas de relajación abdominal**: Algunas

técnicas de relajación abdominal, como el masaje abdominal suave o la aplicación de calor en el área del abdomen, ayudan a estimular el movimiento intestinal y aliviar el estreñimiento. Consulta con un profesional de la salud para obtener instrucciones adecuadas sobre cómo realizar estas técnicas.

• **Para mejorar la evacuación, puedes hacer lo siguiente**: evacuar en cuclillas o sentarte en el inodoro con las rodillas cerca del pecho, utilizando un taburete bajo para apoyar tus pies. En el mercado ya existen taburetes específicos para esta finalidad.

• **Reír** es beneficioso, ya que las carcajadas pueden generar un efecto de masaje abdominal que ayuda en el proceso.

• **También es recomendable realizar ejercicios** para activar los intestinos. Aquí tienes dos ejercicios que pueden ayudarte:

- Acuéstate boca arriba con las piernas juntas y flexionadas, apoyando los pies en el suelo. Coloca los brazos a los lados del cuerpo. Levanta lentamente las piernas hasta donde puedas, acercando las rodillas al abdomen. Mantén esta posición durante unos segundos y luego baja lentamente las piernas sin despegar la espalda del suelo, regresando a la posición inicial. Repite este ejercicio 6 veces.

- Acuéstate boca arriba con la espalda en el suelo y las piernas flexionadas en ángulo recto. Coloca las manos sobre las rodillas y, manteniendo las piernas juntas y sin levantar la espalda del suelo, dibuja suavemente 4 círculos en el aire con las puntas de los pies. Luego, repite el ejercicio en sentido contrario.

Consideraciones sobre los laxantes

El uso continuado o frecuente de laxantes puede implicar riesgos importantes para la salud. Aunque pueden ser eficaces en episodios ocasionales de estreñimiento, el abuso o dependencia de estos productos puede acarrear consecuencias negativas. A continuación, se explican algunas de las principales contraindicaciones y efectos secundarios:

- **Dependencia y tolerancia**: El uso frecuente de laxantes puede llevar a la dependencia, lo que significa que el cuerpo se acostumbra a la presencia del laxante y necesita cada vez más para lograr el mismo efecto. Esto puede hacer que el intestino se vuelva perezoso y dependa de los laxantes para funcionar correctamente. La dependencia a los laxantes puede dificultar el proceso natural de evacuación y empeorar el estreñimiento a largo plazo.

- **Daño al sistema digestivo**: El uso prolongado de laxantes puede dañar el sistema digestivo. Los laxantes estimulantes, en particular, pueden irritar la mucosa intestinal y causar inflamación. Esto puede llevar a problemas como la colitis, la enfermedad inflamatoria intestinal o la disfunción del colon. Además, los laxantes pueden interferir con la absorción de nutrientes esenciales, como las vitaminas liposolubles, los minerales y los electrolitos, lo que puede provocar deficiencias nutricionales.

- **Deshidratación**: Algunos laxantes, como los laxantes osmóticos y los laxantes estimulantes, pueden causar deshidratación debido a su mecanismo de acción. Estos laxantes atraen agua al intestino para ablandar las heces, lo que puede resultar en una pérdida excesiva de líquidos en el cuerpo. La deshidratación puede tener efectos negativos en la salud en general y empeorar el estreñimiento a largo plazo.

- **Desbalance de electrolitos**: El uso prolongado de laxantes también puede alterar el equilibrio de electrolitos en el cuerpo, como el potasio, el sodio y el magnesio. Los electrolitos son esenciales para el funcionamiento adecuado del sistema nervioso, los músculos y otros órganos. El desequilibrio de electrolitos puede causar debilidad muscular, calambres, arritmias cardíacas y otros problemas de salud.

- **Daño a la flora intestinal**: El uso excesivo de laxantes puede afectar negativamente la flora intestinal, que es una comunidad de bacterias beneficiosas que habitan en el intestino y desempeñan un papel importante en la salud digestiva. Los laxantes pueden alterar el equilibrio de las bacterias intestinales, lo que puede tener efectos negativos en la digestión, la absorción de nutrientes y la función inmunológica.

• **Efecto rebote**: Cuando se interrumpe el uso de laxantes después de un uso prolongado, es posible experimentar un efecto rebote. Esto significa que el intestino puede volverse aún más lento y el estreñimiento puede empeorar temporalmente como resultado de la dependencia desarrollada por los laxantes.

• **Pérdida de tono y función muscular**: El uso prolongado de laxantes puede debilitar los músculos del intestino, lo que puede llevar a una disminución en la función normal de movimiento peristáltico. Esto significa que el intestino puede volverse menos eficiente para mover las heces a través del tracto digestivo, lo que empeora el estreñimiento a largo plazo.

• **Alteraciones en la absorción de medicamentos**: Algunos laxantes pueden interferir con la absorción de medicamentos orales. Esto se debe a que los laxantes pueden acelerar el paso de los alimentos y las sustancias a través del intestino, lo que no permite suficiente tiempo para que los medicamentos sean absorbidos adecuadamente. Esto puede reducir la eficacia de ciertos medicamentos y comprometer su tratamiento.

• **Aumento del riesgo de desequilibrios nutricionales**: El uso continuado o frecuente de laxantes puede interferir con la absorción de nutrientes, como vitaminas y minerales esenciales. Esto puede llevar a deficiencias nutricionales, especialmente si no se compensan adecuadamente a través de una dieta equilibrada. Las deficiencias de nutrientes pueden tener consecuencias negativas para la salud en general y pueden empeorar los síntomas relacionados con el estreñimiento.

• **Alteraciones en la función renal**: Algunos laxantes, especialmente aquellos que contienen sales de magnesio o fosfato de sodio, pueden aumentar la carga en los riñones y afectar su función normal. Estos laxantes pueden causar deshidratación y desequilibrios electrolíticos, lo que puede poner estrés adicional en los riñones y aumentar el riesgo de daño renal.

- **Interacciones medicamentosas:** Algunos laxantes pueden interactuar con otros medicamentos que estés tomando, lo que puede disminuir su eficacia o aumentar el riesgo de efectos secundarios. Es importante informar a tu médico o farmacéutico sobre todos los medicamentos que estás tomando, incluidos los laxantes, para evitar posibles interacciones perjudiciales.

- **Empeoramiento de condiciones de salud subyacentes:** El uso continuado o frecuente de laxantes puede empeorar condiciones de salud subyacentes, como la enfermedad inflamatoria intestinal, el síndrome del intestino irritable o la enfermedad de Crohn. Estas condiciones ya pueden causar trastornos digestivos y el uso inapropiado de laxantes puede agravar los síntomas y complicar el manejo de estas enfermedades.

Es fundamental señalar que estas contraindicaciones se aplican principalmente al uso prolongado o excesivo de laxantes, y no al uso ocasional y controlado bajo la guía de un profesional de la salud. Si padeces de estreñimiento crónico, resulta crucial consultar con tu médico para identificar y abordar la causa raíz, adoptando un enfoque integral y seguro en lugar de recurrir únicamente a los laxantes como solución.

Pruebas médicas diagnósticas

Existen varias pruebas que los profesionales de la salud pueden emplear para investigar las causas subyacentes del estreñimiento. Estas evaluaciones ayudan a establecer un diagnóstico claro y guiar el tratamiento adecuado. A continuación, se describen las pruebas más utilizadas:

- **Historia clínica y examen físico:** Tu médico comenzará por realizar una historia clínica detallada, en la cual te hará preguntas sobre tus síntomas, su duración, frecuencia y gravedad. También se puede preguntar sobre tu historial médico, medicamentos que estés tomando, hábitos alimentarios y estilo de vida en general. Luego, realizará un examen físico para evaluar el abdomen, verificar la presencia de masas o sensibilidad y determinar si hay signos de obstrucción o distensión intestinal.

- **Análisis de sangre**: Se pueden solicitar análisis de sangre para evaluar la función tiroidea, ya que una función tiroidea alterada puede contribuir al estreñimiento. También se pueden medir los niveles de electrolitos en la sangre, como el potasio y el calcio, ya que los desequilibrios electrolíticos pueden estar relacionados con el estreñimiento.

- **Pruebas de imagen**: Las pruebas de imagen pueden ayudar a identificar problemas estructurales en el sistema digestivo que pueden estar causando el estreñimiento. Las pruebas más comunes incluyen:

    - *Radiografía simple de abdomen*: Se utiliza para evaluar la presencia de obstrucciones, agrandamiento del colon o impactación fecal.

    - *Enema de bario*: Se utiliza para evaluar el recto y el colon mediante la administración de un líquido de contraste (bario) que permite visualizar el revestimiento del intestino en una radiografía.

    - *Colonoscopia*: Se utiliza una cámara flexible para examinar el revestimiento del colon y el recto. Permite la detección de pólipos, tumores, inflamación u otras anomalías que pueden estar causando el estreñimiento.

- **Manometría anorrectal**: Esta prueba mide la actividad y la función de los músculos del esfínter anal y del recto. Se utiliza para evaluar el tono muscular y la capacidad de los músculos para coordinar la evacuación adecuada de las heces.

- **Tránsito colónico**: Esta prueba evalúa el tiempo que tarda la comida en pasar por el intestino grueso. Se te pedirá que ingieras cápsulas que contienen marcadores radiopacos y luego se realizarán radiografías en intervalos de tiempo para rastrear el movimiento de los marcadores a través del intestino.

- **Prueba de expulsión del balón de aire**: Esta prueba evalúa la capacidad del recto para expulsar un balón inflado. Se inserta un pequeño balón en el recto y se le pide que lo expulse. Esto ayuda a determinar si existe una disfunción rectal que contribuye al estreñimiento.

- **Prueba de tránsito gastrointestinal**: Esta prueba evalúa el tiempo que tarda la comida en moverse a través de todo el tracto gastrointestinal. Se te pedirá que ingieras una cápsula o una comida marcada con un material radiopaco y luego se realizarán radiografías en intervalos de tiempo para rastrear el movimiento de los marcadores a lo largo del sistema digestivo. Esta prueba ayuda a identificar si hay un retraso en el tránsito intestinal, lo que puede contribuir al estreñimiento.

- **Manometría esofágica**: Esta prueba se utiliza para evaluar la función del esófago y determinar si hay algún problema de motilidad que pueda afectar el paso de los alimentos desde el esófago hasta el estómago. Aunque no es una prueba específica para el estreñimiento, puede descartar problemas en el esófago que puedan contribuir al estreñimiento crónico.

- **Prueba de hidrógeno en el aliento**: Esta prueba se utiliza para evaluar la presencia de intolerancia a la lactosa o alergias alimentarias, que pueden provocar síntomas de estreñimiento. Se te pedirá que bebas una solución que contiene lactosa o un alimento específico, y luego se medirá la cantidad de hidrógeno en tu aliento. Un aumento en los niveles de hidrógeno puede indicar una intolerancia o alergia alimentaria.

- **Estudio de la motilidad colónica**: Esta prueba evalúa la función y la coordinación de los músculos del colon. Se introduce un tubo flexible a través del recto y se miden las contracciones y los movimientos del colon. Esto ayuda a identificar posibles problemas de motilidad que puedan estar causando el estreñimiento.
- **Prueba de defecografía**: Esta prueba se utiliza para

evaluar la función del recto y el ano durante la defecación. Se obtienen imágenes de rayos X o resonancia magnética mientras se te pide que hagas esfuerzos para defecar. Esto permite evaluar el recto, el ano y los músculos circundantes para detectar cualquier problema estructural o de función que pueda contribuir al estreñimiento.

Es fundamental saber que no todas estas pruebas son necesarias en cada caso de estreñimiento. Tu médico evaluará de forma individualizada qué estudios son más adecuados según tus síntomas, historial y el examen físico realizado. En algunos casos, puede ser necesaria una combinación de pruebas para llegar a un diagnóstico preciso.

Signos de alarma ante el estreñimiento

El estreñimiento ocasional es común y, en la mayoría de los casos, no representa un problema grave. Sin embargo, existen ciertos síntomas que pueden ser indicativos de afecciones más serias y que requieren atención médica inmediata. A continuación, se detallan los principales signos de alarma a los que debes estar atenta/o:

- **Presencia de sangre en las heces**

La presencia de sangre seca o coágulos oscuros en las heces podría señalar un sangrado interno en el sistema digestivo superior.

La sangre roja brillante puede indicar hemorroides o fisuras anales, pero también podría ser un signo de pólipos, colitis o, en casos más graves, cáncer colorrectal.

- **Pérdida de peso inexplicada**

Una reducción significativa en el peso sin haber realizado cambios en la dieta o nivel de actividad física podría ser un indicio de una enfermedad subyacente, como un trastorno metabólico, infecciones crónicas o cáncer.

- **Anemia**

La anemia, especialmente si ocurre junto con el estreñimiento, puede ser consecuencia de un sangrado oculto en el tracto gastrointestinal, como el provocado por úlceras gastrointestinales o tumores.

- **Antecedentes familiares relevantes**
Si tienes familiares directos con enfermedades como cáncer de colon o enfermedad inflamatoria intestinal (por ejemplo, enfermedad de Crohn o colitis ulcerosa), el riesgo de desarrollar problemas graves relacionados con el estreñimiento aumenta, requiriendo una evaluación médica temprana y exhaustiva.

- **Distensión abdominal grave**
Una distensión o hinchazón abdominal significativa puede ser un signo de obstrucción intestinal, una condición que bloquea el paso normal del contenido intestinal y que puede requerir intervención urgente para evitar complicaciones graves.

- **Inicio súbito de síntomas en mayores de 50 años**
El inicio repentino de un estreñimiento persistente o severo en personas mayores de 50 años debe ser investigado, ya que podría asociarse a cáncer colorrectal, diverticulitis u otras enfermedades serias relacionadas con la edad.

- **Otros síntomas de advertencia**
- Dolor abdominal persistente o intenso.
- Fiebre elevada, ya que podría ser signo de infección o inflamación.
- Cambios importantes y prolongados en los hábitos intestinales, como alternancia entre estreñimiento y diarrea.

¿Qué hacer si presentas estos signos?
Ante cualquiera de estos síntomas, es vital consultar a tu médico lo antes posible. La detección y el tratamiento temprano pueden marcar la diferencia en la evolución de problemas potencialmente graves. Asegúrate de proporcionar una descripción detallada de tus síntomas y antecedentes médicos durante la consulta.

Síntomas de apendicitis

La apendicitis es una inflamación dolorosa e infecciosa del apéndice, un pequeño órgano en forma de tubo unido al intestino grueso. Es una condición médica que puede volverse grave rápidamente si no se atiende de inmediato. Aunque los síntomas pueden variar entre las personas, los principales signos de apendicitis incluyen:

- **Dolor abdominal**
Es el síntoma más característico de la apendicitis.
- Inicio del dolor: El malestar suele comenzar en la región central del abdomen, cerca del ombligo.
- Desplazamiento del dolor: Gradualmente, el dolor se mueve hacia el lado inferior derecho del abdomen, particularmente en el área conocida como el punto de McBurney.
- Características del dolor: Generalmente, es un dolor constante, progresivo e intenso que puede empeorar con el movimiento, al toser, estornudar o incluso al caminar.

- **Sensibilidad abdominal**
- Al presionar o tocar el área donde se encuentra el apéndice, puede haber dolor agudo o sensibilidad localizada.
- Algunas personas experimentan un fenómeno llamado rebotabilidad (dolor al soltar): el dolor empeora cuando se retira de manera rápida la mano que presionó el abdomen.

- **Pérdida del apetito**
La inflamación del apéndice suele generar una falta de apetito significativa. Esto ocurre debido al malestar abdominal y al mal funcionamiento intestinal.
- **Náuseas y vómitos**
Las personas con apendicitis a menudo relatan episodios de náuseas acompañados de vómitos, que pueden comenzar poco después de que se manifieste el dolor abdominal.

- **Fiebre**
- La apendicitis puede provocar fiebre leve de entre 37.5°C a 38°C, acompañada ocasionalmente de escalofríos.
- Elevaciones mayores de la temperatura pueden sugerir una complicación, como la perforación del apéndice o una infección más extensa.

- **Cambios en los hábitos intestinales**
Pueden aparecer alteraciones como:
- Estreñimiento o diarrea leve.

- En algunos casos, dificultad para eliminar gases, lo que genera hinchazón o malestar.

Factores Importantes a Tener en Cuenta
Los síntomas y la gravedad de la apendicitis pueden variar ampliamente dependiendo de la persona, su edad y el avance de la inflamación. Por ejemplo:
- Niños pequeños y adultos mayores pueden tener menos síntomas visibles, lo que hace más difícil el diagnóstico.
- Embarazo: Las mujeres embarazadas pueden experimentar dolor en un área ligeramente diferente debido al desplazamiento del apéndice por el crecimiento del útero.

¿Por qué es urgente tratar la apendicitis?
La apendicitis es una emergencia médica que puede volverse peligrosa si no se trata a tiempo. Sin una intervención temprana, el apéndice inflamado puede:
- Reventarse (ruptura del apéndice): Esto puede liberar material infeccioso en la cavidad abdominal, causando peritonitis (infección generalizada grave).
- Formar abscesos: Bolsas de pus pueden acumularse alrededor del apéndice, aumentando el riesgo de complicaciones.

Recomendación clave
Si experimentas síntomas compatibles con la apendicitis, no esperes a que desaparezcan por sí solos, ya que el progreso de la enfermedad puede ser rápido. Busca atención médica de manera urgente para una evaluación adecuada y, si es necesario, realizar una intervención quirúrgica temprana para resolver el problema.

PREGUNTAS Y RESPUESTAS

Sumergirse en el complejo universo de la salud puede ser una experiencia desafiante, especialmente al recibir un diagnóstico que afecta tanto el cuerpo como las emociones. En esos momentos surgen muchas preguntas: ¿Cuáles son las implicaciones? ¿Qué opciones están disponibles? ¿Cómo cambiará mi día a día? Estas y otras inquietudes son frecuentes ante situaciones así. Aquí encontrarás respuestas prácticas y directas que te ayudarán a tomar decisiones informadas con mayor confianza.

Este capítulo nace del deseo de ofrecer acompañamiento y herramientas claras para que afrontes este camino con seguridad. En una era donde la información abunda, pero no siempre es confiable, resulta crucial distinguir entre datos útiles y aquellos que podrían generar confusión. Por eso, he reunido respuestas respaldadas por evidencia para orientarte en medio de la incertidumbre.

El formato de preguntas y respuestas ha sido diseñado pensando en la practicidad, abordando las dudas más recurrentes, tanto de las personas afectadas como de sus familias. Las explicaciones son sencillas, concisas y enfocadas en facilitar decisiones que prioricen tu bienestar.

Aunque la información aquí presentada busca ser útil, no reemplaza el asesoramiento personalizado. En todo momento, es fundamental comunicarte con tu médico para resolver cuestiones específicas que puedan surgir.

A través de estas páginas, espero transmitirte tranquilidad, confianza y un apoyo sólido para enfrentar los desafíos con mayor fortaleza. Mi meta es que este recurso te inspire y te brinde herramientas para enfrentarte con seguridad a esta afección.

109 Preguntas y respuestas

1. ¿Qué es el estreñimiento?
El estreñimiento se define como tener menos de tres evacuaciones intestinales por semana o tener evacuaciones difíciles o dolorosas. Puede incluir heces duras y secas, y a menudo se acompaña de una sensación de evacuación incompleta.

2. ¿Cuáles son las causas?
El estreñimiento puede ser causado por una dieta baja en fibra, falta de actividad física, deshidratación, ciertos fármacos, cambios en la rutina diaria o enfermedades subyacentes como el síndrome del intestino irritable, entre otros.

3. ¿Cuándo debo consultar a mi médico?
Debes consultar a tu médico si el estreñimiento es persistente, si hay dolor severo, sangre en las heces, pérdida de peso inexplicable, o si hay cambios significativos en los hábitos intestinales.

4. ¿Cómo se puede prevenir?
Para prevenir el estreñimiento, es importante consumir una dieta adecuada y rica en fibra, beber bastante agua, realizar actividad física regularmente, y establecer una rutina regular para ir al baño, entre otros.

5. ¿Cómo puede afectar el estrés?
El estrés puede influir negativamente en el sistema digestivo al alterar la motilidad intestinal, modificar la secreción de hormonas y neurotransmisores que regulan el tránsito intestinal, y la percepción del dolor abdominal. Técnicas de manejo del estrés como la meditación, la terapia cognitivo-conductual, la respiración profunda y el yoga pueden ayudar a aliviar el estreñimiento relacionado con el estrés.

6. ¿Qué son los laxantes osmóticos y cómo funcionan?
Los laxantes osmóticos, como el polietilenglicol (PEG) y la lactulosa, funcionan al retener agua en el intestino, lo que

ablanda las heces y facilita su paso. Son efectivos para aliviar el estreñimiento ocasional y son generalmente seguros para el uso a corto plazo.

7. ¿Qué son los laxantes formadores de masa y cómo funcionan?

Los laxantes formadores de masa, como el psyllium, funcionan al absorber agua en el intestino, lo que aumenta el volumen de las heces y estimula el tránsito intestinal. Son generalmente seguros para el uso a largo plazo, pero es importante consumirlos con suficiente agua.

8. ¿Es recomendable el uso prolongado de laxantes?

El uso prolongado de laxantes puede llevar a una dependencia física, donde el intestino pierde su capacidad de funcionar normalmente sin ellos, daños en el intestino y desequilibrios electrolíticos. Es importante utilizarlos bajo supervisión médica y solo cuando sea necesario, o bien buscar alternativas naturales y explorar cambios en la dieta y el estilo de vida.

9. ¿Qué diferencias existen entre el estreñimiento agudo y el crónico?

El estreñimiento agudo es temporal y suele estar relacionado con cambios en la dieta o el estilo de vida. El estreñimiento crónico es persistente y puede requerir un enfoque más amplio para identificar y tratar las causas subyacentes.

10. ¿Cómo se diagnostica?

El diagnóstico de estreñimiento generalmente se basa en el historial médico y un examen físico. En algunos casos, pueden ser necesarias pruebas adicionales, como análisis de sangre, proctografía, defecografía, o prueba de tránsito colónico, entre otras.

11. ¿Qué es la proctografía y cómo se utiliza en el diagnóstico del estreñimiento?

La proctografía es una prueba de imagen que evalúa cómo funcionan el recto y el ano durante la evacuación. Se utiliza para diagnosticar problemas estructurales o funcionales que podrían estar contribuyendo al estreñimiento.

12. ¿Qué es la defecografía y cómo se utiliza en el diagnóstico?

La defecografía es una prueba de imagen que evalúa el funcionamiento del recto y el ano durante la defecación. Ayuda a identificar problemas como el prolapso rectal o la disfunción del suelo pélvico que podrían estar contribuyendo al estreñimiento.

13. ¿Qué es la prueba de tránsito colónico?

La prueba de tránsito colónico evalúa el tiempo que tardan las heces en moverse a través del colon. Se puede realizar usando marcadores radiopacos ingeridos y luego observados a través de radiografías para ayudar a diagnosticar problemas de motilidad intestinal que pueden estar causando estreñimiento.

14. ¿Qué es la sigmoidoscopia y cómo se utiliza en el diagnóstico?

La sigmoidoscopia es un procedimiento en el que se utiliza un tubo delgado con una cámara para examinar el interior del colon sigmoide y el recto. Se utiliza para identificar problemas estructurales o inflamatorios que podrían estar causando el estreñimiento.

15. ¿Cómo afecta la deshidratación?

La deshidratación puede hacer que las heces se vuelvan más duras y difíciles de pasar, ya que el cuerpo absorbe más agua de los intestinos. Beber suficiente agua diariamente es esencial para mantener una función intestinal adecuada.

16. ¿Qué impacto tiene el consumo de cafeína?

La cafeína puede ayudar a estimular el movimiento intestinal en algunas personas debido a su efecto laxante natural. Sin embargo, también puede contribuir a la deshidratación, por lo que es importante equilibrar el consumo con suficiente agua.

17. ¿Afecta el consumo de alcohol?

El alcohol puede deshidratar el cuerpo, lo que puede llevar a heces más secas y difíciles de evacuar, contribuyendo al estreñimiento. Consumir alcohol con moderación y aumentar la ingesta de agua puede ayudar.

18. ¿Cómo afecta el embarazo al estreñimiento?

Durante el embarazo, los cambios hormonales, especialmente el aumento de la progesterona, pueden ralentizar el tránsito intestinal. Además, la ingesta de suplementos de hierro y la presión del útero en crecimiento sobre el intestino también suele contribuir al estreñimiento.

19. ¿Puede causar otros problemas de salud?

El estreñimiento crónico puede llevar a complicaciones como hemorroides, fisuras anales, y en casos severos, impactación fecal, entre otros. También puede afectar la calidad de vida debido al malestar abdominal y la hinchazón.

20. ¿Qué papel juegan los suplementos de fibra en su manejo?

Los suplementos de fibra, como el psyllium, pueden ayudar a aumentar el volumen y la suavidad de las heces, facilitando su paso. Son una opción efectiva para aquellas personas que no obtienen suficiente fibra a través de su dieta. Sin embargo, es importante aumentar la ingesta de fibra gradualmente y beber suficiente agua.

21. ¿Cómo puede afectar la fibra soluble e insoluble?

La fibra soluble, que se encuentra en alimentos como avena, nueces y legumbres, absorbe agua y forma un gel que puede ayudar a ablandar las heces. La fibra insoluble, presente en el salvado de trigo y las verduras, agrega volumen a las heces y puede acelerar su paso por el intestino. Ambos tipos son importantes para prevenir o mejorar el estreñimiento.

22. ¿Ayuda el uso de probióticos?

Los probióticos pueden ayudar a equilibrar la flora intestinal y mejorar la regularidad intestinal en algunas personas. Es recomendable elegir un suplemento probiótico que contenga cepas específicas conocidas por sus beneficios al mejorar la motilidad intestinal y la consistencia de las heces.

23. ¿El aumento de peso puede estar relacionado con el estreñimiento?

El aumento de peso puede estar relacionado con el estreñimiento debido a la retención de heces y líquidos en el cuerpo. Sin embargo, el estreñimiento por sí solo no suele ser una causa directa de aumento significativo de peso.

24. ¿La actividad física realmente ayuda?
Sí, la actividad física regular ayuda a estimular el sistema digestivo y suele mejorar el tránsito intestinal, ayudando a prevenir o mejorar el estreñimiento. Se recomienda incorporar ejercicios como caminar, correr, nadar o yoga en la rutina diaria.

25. ¿Cómo pueden ayudar los cambios en el estilo de vida?
Adoptar hábitos saludables como una dieta rica en fibra, hidratación adecuada, ejercicio regular y establecer una rutina para ir al baño, entre otros, puede mejorar significativamente los síntomas de estreñimiento.

26. ¿Cómo influyen los trastornos alimentarios?
Los trastornos alimenticios, como la anorexia nerviosa y la bulimia, pueden llevar a una ingesta insuficiente de nutrientes, deshidratación y desequilibrios electrolíticos, lo que puede causar o agravar el estreñimiento. El tratamiento debe abordar tanto el trastorno alimenticio como los síntomas digestivos.

27. ¿Cómo se puede tratar en los niños?
El tratamiento para el estreñimiento en niños incluye una alimentación apropiada para prevenir el estreñimiento, aumentar la ingesta de fibra y agua, fomentar el ejercicio y establecer una rutina regular para ir al baño. En algunos casos, se pueden recomendar suplementos naturales o laxantes suaves bajo supervisión médica.

28. ¿Existen diferencias de género en su prevalencia?
El estreñimiento es más común en mujeres que en hombres, posiblemente debido a factores hormonales, diferencias en la dieta y la estructura del intestino.

29. ¿Es más común en alguna etapa de la vida?
El estreñimiento es común en todas las etapas de la vida, pero es más frecuente en ancianos, mujeres (especialmente durante el embarazo), y personas con estilos de vida sedentarios.

30. ¿Cómo pueden afectar los cambios hormonales en las mujeres?

Los cambios hormonales, especialmente durante el ciclo menstrual, el embarazo o la menopausia, pueden afectar el tránsito intestinal y provocar estreñimiento en algunas mujeres. Las fluctuaciones en hormonas como el estrógeno y la progesterona son factores contribuyentes. Mantener una dieta sana adecuada y un estilo de vida saludable suele ayudar a mitigar estos efectos.

31. ¿Cómo afecta el ciclo menstrual?

Algunas mujeres experimentan cambios en sus hábitos intestinales durante el ciclo menstrual debido a las fluctuaciones hormonales. Esto puede incluir estreñimiento antes o durante la menstruación.

32. ¿Cómo afecta la menopausia?

Durante la menopausia, los cambios hormonales pueden ralentizar el tránsito intestinal y causar estreñimiento. Mantenerse activa y consumir una dieta saludable y rica en fibra suele ayudar a manejar estos síntomas.

33. ¿Cómo afecta el envejecimiento?

Con el envejecimiento, la motilidad intestinal puede disminuir, y las personas mayores pueden experimentar estreñimiento con mayor frecuencia debido a factores como la disminución de la actividad física, cambios en la dieta y el uso de ciertos medicamentos. Mantener una dieta adecuada y rica en fibra, beber bastante agua y practicar alguna actividad física (caminar o nadar) suele ayudar a mitigar estos efectos.

34. ¿Puede causar estreñimiento la dieta baja en carbohidratos?

Sí, una dieta baja en carbohidratos que no incluya suficiente fibra puede contribuir al estreñimiento. Es importante incluir fuentes de fibra, como verduras, semillas y frutos secos, en cualquier plan de dieta.

35. ¿Cómo afecta el hipotiroidismo?

El hipotiroidismo, una condición en la que la glándula tiroides no produce suficientes hormonas, puede ralentizar los procesos corporales, incluido el tránsito intestinal, lo que lleva al estreñimiento.

36. ¿Cómo pueden contribuir las alergias alimentarias?
Las alergias o intolerancias alimentarias, como la intolerancia al gluten o a la lactosa, pueden causar problemas digestivos que incluyen el estreñimiento. Identificar y eliminar los alimentos desencadenantes de la dieta puede ayudar a aliviar los síntomas.

37. ¿El gluten puede afectar?
En personas con enfermedad celíaca o sensibilidad al gluten no celíaca, el consumo de gluten puede provocar síntomas como estreñimiento. Eliminar el gluten de la dieta puede mejorar los síntomas en estos casos.

38. ¿Cómo afecta la enfermedad celíaca?
La enfermedad celíaca es una reacción autoinmune al gluten que daña el intestino delgado. Aunque a menudo se asocia con diarrea, algunas personas con enfermedad celíaca experimentan estreñimiento. El tratamiento implica seguir una dieta estricta sin gluten.

39. ¿Cómo puede afectar el consumo de lácteos?
Para algunas personas, especialmente aquellas con intolerancia a la lactosa, el consumo excesivo de productos lácteos puede contribuir al estreñimiento. Reducir la ingesta de lácteos o elegir alternativas sin lactosa puede ayudar.

40. ¿Qué es la prueba del aliento de hidrógeno y cómo se utiliza?
La prueba del aliento de hidrógeno mide la cantidad de hidrógeno en el aliento después de consumir un azúcar específico. Se utiliza para diagnosticar intolerancias alimentarias, como la intolerancia a la lactosa, que pueden causar síntomas gastrointestinales como el estreñimiento.

41. ¿Qué efecto tienen algunos fármacos en el estreñimiento?
Algunos fármacos, incluidos los analgésicos opioides, antidepresivos y suplementos de hierro, pueden causar estreñimiento

como efecto secundario.

42. ¿Cómo pueden los medicamentos para el dolor, como los opioides, contribuir al estreñimiento?

Los opioides, utilizados para el manejo del dolor, pueden causar o empeorar el estreñimiento al enlentecer el tránsito intestinal y aumentar la absorción de líquidos en el intestino, lo que lleva a heces más duras y difíciles de evacuar.

43. ¿Cómo influyen los antidepresivos?

Algunos antidepresivos, especialmente los tricíclicos, pueden causar estreñimiento como efecto secundario al afectar los neurotransmisores que regulan la motilidad intestinal. Ajustar la medicación o cambiar a otro tipo de antidepresivo podría ser necesario. Consulta a tu médico.

44. ¿Cuál es la relación entre el uso de suplementos de hierro y el estreñimiento?

Los suplementos de hierro pueden causar estreñimiento como efecto secundario, ya que el hierro puede endurecer las heces. Para minimizar este efecto, se recomienda tomar el suplemento con alimentos y mantenerse bien hidratado.

45. ¿Qué papel juega la microbiota intestinal?

La microbiota intestinal, compuesta por billones de bacterias, influye en la digestión y la motilidad intestinal. Un desequilibrio en la microbiota puede contribuir al estreñimiento. Mantener una dieta rica en probióticos y prebióticos puede ayudar a mantener un microbioma saludable.

46. ¿Qué son los prebióticos y cómo pueden ayudar?

Los prebióticos son tipos de fibra que alimentan a las bacterias beneficiosas en el intestino. Pueden mejorar la salud digestiva y ayudar a aliviar el estreñimiento al aumentar la masa fecal y mejorar la motilidad intestinal.

47. ¿Qué son los probióticos y cómo pueden ayudar?

Los probióticos son microorganismos vivos que pueden mejorar la salud intestinal. Ciertas cepas de probióticos, como Bifidobacterium y Lactobacillus, han demostrado ser efectivas para mejorar la frecuencia y consistencia de las deposiciones en personas con estreñimiento.

48. ¿Qué es la impactación fecal y cómo se trata?
La impactación fecal es una condición grave donde las heces duras quedan atrapadas en el colon o el recto. Es una complicación del estreñimiento crónico y puede requerir tratamiento médico que incluya laxantes, supositorios, enemas o, en casos severos, la extracción manual por un profesional sanitario.

49. ¿Qué son los enemas y cómo se utilizan?
Un enema es un procedimiento que introduce líquido en el recto a través del ano para estimular una evacuación intestinal. Se utilizan como tratamiento a corto plazo para el estreñimiento severo, impactación fecal o antes de ciertos procedimientos médicos. No deben utilizarse regularmente sin supervisión médica.

50. ¿Qué alimentos ayudan a aliviarlo?
Los alimentos ricos en fibra, como frutas (especialmente ciruelas y manzanas), verduras, legumbres, granos integrales, y frutos secos, entre otros, pueden ayudar a aliviar el estreñimiento. Lo trataremos en el capítulo "Alimentos que transforman".

51. ¿Existen alimentos específicos que deberían evitarse?
Algunos alimentos bajos en fibra o altamente procesados, como el pan blanco, los dulces y las carnes procesadas, entre otros, suelen empeorar el estreñimiento. Es recomendable centrarse en una dieta rica en frutas, verduras y granos integrales. Lo trataremos en detalle en el capítulo "Alimentos que transforman".

52. ¿Cómo influye una dieta alta en proteínas?
Una dieta alta en proteínas, especialmente si es baja en fibra, puede contribuir al estreñimiento. Es importante equilibrar la ingesta de proteínas con suficientes fuentes de fibra, como frutas, verduras y granos integrales.

53. ¿Cómo puede afectar la dieta cetogénica?
La dieta cetogénica, que es baja en carbohidratos y alta en

grasas, puede conducir a un menor consumo de fibra, lo que puede resultar en estreñimiento. Aumentar la ingesta de vegetales ricos en fibra y mantenerse bien hidratado suele ayudar.

54. ¿Cómo influye el horario de comidas?
Tener horarios de comidas irregulares puede afectar el ritmo natural del intestino. Comer a horas regulares puede ayudar a sincronizar el proceso digestivo y mejorar la regularidad intestinal.

55. ¿Cómo puede influir el ejercicio?
El ejercicio físico regular estimula el sistema digestivo, aumentando la motilidad intestinal y ayudando a mover las heces a lo largo del colon. Actividades como caminar, nadar o practicar yoga suelen ser especialmente beneficiosas.

56. ¿El ejercicio de alta intensidad es beneficioso?
El ejercicio en general, incluyendo actividades de alta intensidad como correr o entrenamientos en intervalos, suele estimular el movimiento intestinal y ayudar a aliviar el estreñimiento.

57. ¿Los suplementos de magnesio pueden ayudar?
El magnesio tiene un efecto laxante natural y suele ayudar a muchas personas a aliviar el estreñimiento al atraer agua hacia los intestinos y estimular el movimiento intestinal. Lo veremos en el capítulo "Suplementos Nutricionales".

58. ¿Qué papel juega la posición al evacuar?
La postura al defecar puede influir en la facilidad de la evacuación. Adoptar una posición en cuclillas, o usar un taburete para elevar ambos pies a la vez, alinea mejor el recto y facilita el paso de las heces.

59. ¿Cómo pueden ayudar los aceites naturales, como el aceite de oliva?
El consumo de aceites naturales, como el aceite de oliva o el aceite de coco, pueden actuar como un lubricante en el intestino, facilitando el paso de las heces. Tomar una pequeña cantidad en ayunas, o añadir una cucharada de aceite a la dieta

diaria suele ayudar con el estreñimiento.

60. ¿Cómo afecta una dieta vegana o vegetariana?

Las dietas veganas o vegetarianas, que suelen ser ricas en fibra, pueden ayudar a prevenir el estreñimiento. Sin embargo, es importante asegurarse de consumir suficiente variedad de alimentos ricos en fibra.

61. ¿El yoga puede aliviar el estreñimiento?

El yoga puede ayudar a mejorar la digestión y aliviar el estreñimiento al aumentar la circulación hacia los intestinos y reducir el estrés. Algunas posturas específicas están diseñadas para estimular el sistema digestivo.

62. ¿Qué es la acupuntura y puede ser útil?

La acupuntura es una práctica de la medicina tradicional china que implica insertar agujas finas en puntos específicos del cuerpo. Algunos estudios concluyen que puede ayudar a mejorar la función intestinal y aliviar el estreñimiento.

63. ¿Cómo puede influir la lactancia materna en el estreñimiento del bebé?

Los bebés alimentados exclusivamente con leche materna rara vez experimentan estreñimiento, ya que la leche materna es fácilmente digerible. Sin embargo, si se introduce la fórmula, puede haber un cambio temporal en los hábitos intestinales.

64. ¿Qué es el reflejo gastrocólico y cómo se relaciona con el estreñimiento?

El reflejo gastrocólico es una respuesta del cuerpo donde la ingesta de alimentos estimula el movimiento del colon. En algunas personas, este reflejo puede no funcionar adecuadamente, contribuyendo al estreñimiento. Comer a horarios regulares y una dieta equilibrada puede ayudar a estimular este reflejo.

65. ¿Cómo afectan los viajes o cambios en la rutina?

Los viajes o cambios en la rutina pueden alterar los hábitos intestinales debido a cambios en la dieta, el estrés y la interrupción de los horarios regulares, lo que puede contribuir al estreñimiento temporal.

66. ¿Qué importancia tiene la rutina en su prevención?
Cambios en el horario de sueño, la dieta o la actividad física pueden alterar el ritmo natural del intestino y contribuir al estreñimiento. Mantener una dieta equilibrada y una buena hidratación puede ayudar a mitigar estos efectos.

67. ¿Cómo pueden influir los hábitos de ir al baño?
Establecer una rutina regular para ir al baño, preferiblemente a la misma hora todos los días, y no ignorar la necesidad de evacuar, puede ayudar a promover la regularidad intestinal y evitar el estreñimiento. Además, crear un ambiente relajado y cómodo puede facilitar las evacuaciones.

68. ¿Existen técnicas de masaje que alivien?
Sí, el masaje abdominal suave puede ayudar a estimular los intestinos y promover el movimiento de las heces. Esto puede ser efectivo cuando se combina con otros enfoques como la dieta y el ejercicio.

69. ¿La infusiones de hierbas pueden ayudar?
Algunas infusiones de hierbas tienen propiedades laxantes que ayudan con el estreñimiento. Lo trataremos en el capítulo "Plantas medicinales".

70. ¿Qué es la colonoscopia y cuándo se recomienda?
La colonoscopia es un procedimiento que permite al médico examinar el interior del colon y el recto. Se recomienda en casos de estreñimiento crónico para descartar obstrucciones, pólipos, tumores o enfermedades inflamatorias del intestino.

71. ¿Qué es el estreñimiento crónico idiopático?
El estreñimiento crónico idiopático es una forma de estreñimiento sin una causa médica evidente. Se caracteriza por evacuaciones difíciles o poco frecuentes y puede requerir cambios dietéticos, de estilo de vida y, en algunos casos, tratamientos naturales o médicos para su manejo.

72. ¿Puede causar estreñimiento el síndrome del intestino irritable?
Sí, el SII puede causar episodios de estreñimiento alternando con diarrea. El manejo del SII a menudo implica cambios

dietéticos y un enfoque en el manejo del estrés.

73. ¿Cómo puede el síndrome de intestino irritable (SII) con estreñimiento diferenciarse de otros tipos de estreñimiento?

El SII con estreñimiento se acompaña de dolor abdominal recurrente, hinchazón y cambios en la forma de las heces. A diferencia del estreñimiento funcional, el SII implica una combinación de síntomas digestivos y, a menudo, está relacionado con factores emocionales y de estrés.

74. ¿Qué es el síndrome de colon irritable (SCI) y cómo se relaciona con el estreñimiento?

El SCI es un trastorno gastrointestinal funcional caracterizado por dolor abdominal y cambios en los hábitos intestinales, incluyendo estreñimiento. El tratamiento puede incluir cambios en la dieta, manejo del estrés y suplementos o medicamentos específicos.

75. ¿Qué es la dieta FODMAP y cómo puede ayudar?

La dieta FODMAP es una dieta baja ciertos carbohidratos fermentables (oligosacáridos, disacáridos, monosacáridos y polioles fermentables) que pueden ser difíciles de digerir y pueden contribuir a problemas intestinales. Aunque se utiliza principalmente para el síndrome del intestino irritable, reducir ciertos FODMAPs puede ayudar a aliviar el estreñimiento en algunas personas.

76. ¿Cómo influye la dieta baja en FODMAP?

Una dieta baja en FODMAP puede ser útil para algunas personas con síndrome del intestino irritable con estreñimiento (SII-E). Al reducir ciertos carbohidratos fermentables, puede disminuir los síntomas digestivos, aunque no es adecuada para todos.

77. ¿Qué es el biofeedback y cómo puede ayudar?

El biofeedback es una técnica que enseña a las personas a controlar ciertos procesos corporales. Para el estreñimiento, puede ayudar a reentrenar los músculos del suelo pélvico para mejorar el proceso de evacuación. Puede ser útil para personas con disfunción del suelo pélvico que causa estreñimiento.

78. ¿Cómo puede afectar una cirugía?

Algunas cirugías, especialmente las que involucran el abdomen, pueden afectar temporalmente el movimiento intestinal y provocar estreñimiento postoperatorio, debido a la manipulación del intestino y el uso de analgésicos opioides. La movilidad temprana, seguir las recomendaciones dietéticas después de la cirugía e hidratarse bien, pueden ayudar a mitigar este efecto.

79. ¿Qué es la colectomía y cuándo se considera para el estreñimiento?

La colectomía es una cirugía para extirpar parte o la totalidad del colon. Se considera en casos graves de estreñimiento crónico que no responden a otros tratamientos, especialmente cuando hay un problema estructural o funcional severo en el colon.

80. ¿Qué es la disfunción del suelo pélvico y cómo se relaciona con el estreñimiento?

La disfunción del suelo pélvico implica problemas con los músculos y nervios que ayudan a controlar la defecación. Puede llevar a dificultad para evacuar adecuadamente, contribuyendo al estreñimiento crónico. El tratamiento puede incluir fisioterapia, ejercicios de Kegel o biofeedback.

81. ¿Qué es la defecación disinérgica?

La defecación disinérgica es un trastorno en el que los músculos del suelo pélvico no se relajan adecuadamente durante la evacuación, dificultando el proceso. El biofeedback y la fisioterapia pélvica pueden ser efectivos para tratar esta condición.

82. ¿Qué es la disinergia del suelo pélvico y cómo se relaciona con el estreñimiento?

La disinergia del suelo pélvico es una condición en la que los músculos del suelo pélvico no se relajan adecuadamente durante la evacuación. Esto puede dificultar la evacuación y contribuir al estreñimiento.

83. ¿Qué es una evacuación intestinal incompleta y cómo se relaciona con el estreñimiento?

La sensación de evacuación intestinal incompleta es la sensación de que no se ha vaciado completamente el intestino después de defecar. Es un síntoma común en personas con estreñimiento crónico y puede estar relacionado con problemas de motilidad o disfunción del suelo pélvico.

84. ¿Cómo pueden afectar los trastornos neurológicos?

Trastornos neurológicos como la esclerosis múltiple, la enfermedad de Parkinson, la lesión de la médula espinal y el accidente cerebrovascular pueden afectar la función intestinal al dañar los nervios que controlan el intestino, lo que puede llevar al estreñimiento.

85. ¿Cómo afecta la esclerosis múltiple?

La esclerosis múltiple puede afectar los nervios que controlan el intestino, lo que puede llevar al estreñimiento. El manejo puede incluir una combinación de dieta rica en fibra, hidratación adecuada, actividad física y medicamentos si es necesario.

86. ¿Cómo afecta la enfermedad de Parkinson?

La enfermedad de Parkinson puede afectar la función autonómica, incluyendo el control intestinal. Esto puede ralentizar el tránsito intestinal y causar estreñimiento. El tratamiento puede incluir cambios en la dieta, ejercicio y, en algunos casos, suplementos o medicamentos específicos para mejorar la motilidad intestinal.

87. ¿Qué es la inercia colónica y cómo se relaciona con el estreñimiento?

La inercia colónica es una condición en la que el colon tiene un movimiento lento o reducido, lo que provoca estreñimiento severo. El tratamiento puede incluir cambios en la dieta, suplementos o medicamentos que estimulan el intestino o, en casos extremos, cirugía.

88. ¿Qué es el tránsito colónico lento y cómo se relaciona con el estreñimiento?

El tránsito colónico lento es una condición en la que el movimiento de las heces a través del colon es más lento de lo normal, lo que puede resultar en estreñimiento crónico. Puede ser tratado con cambios en la dieta, suplementos naturales o medicamentos y, en casos severos, cirugía.

89. ¿Qué es el síndrome del intestino perezoso y cómo se trata?

El síndrome del intestino perezoso, también conocido como colon atónico o intestino hipotónico, se refiere a un colon que ha perdido su capacidad de contracción eficiente, a menudo debido al uso excesivo de laxantes. Esto puede resultar en estreñimiento crónico. El tratamiento puede incluir la reducción gradual de laxantes bajo supervisión de un profesional de la salud, cambios en la dieta y aumento de la actividad física.

90. ¿Cómo pueden afectar los trastornos psicológicos?

Trastornos psicológicos como la depresión y la ansiedad pueden afectar la función intestinal y contribuir al estreñimiento. El tratamiento puede incluir terapia psicológica, manejo del estrés, actividad física, cambios en la dieta y, en algunos casos, suplementación o medicación.

91. ¿Cómo se relaciona la depresión con el estreñimiento?

La depresión puede influir en la función intestinal debido a cambios en los hábitos alimenticios, la actividad física y el ritmo circadiano. Además, algunos antidepresivos pueden tener el efecto secundario de estreñimiento. El tratamiento integrado que aborda tanto la salud mental, como los cambios en la dieta y el estilo de vida puede ser necesario.

92. ¿Cómo puede afectar la diabetes?

La diabetes, especialmente si no está bien controlada, puede causar neuropatía autonómica, que afecta los nervios que controlan el intestino, ralentizando la motilidad intestinal y contribuyendo al estreñimiento. El control adecuado del azúcar en sangre, el ejercicio y una dieta adecuada y rica en fibra pueden ayudar a mitigar este problema.

93. ¿Qué es la proctalgia fugaz y cómo se relaciona con el estreñimiento?

La proctalgia fugaz es un dolor intenso y breve en el recto que puede ocurrir esporádicamente. Aunque no está directamente causada por el estreñimiento, las dificultades para evacuar pueden agravar o desencadenar episodios en algunas personas.

94. ¿Qué es el síndrome de Ogilvie y cómo se relaciona con el estreñimiento?

El síndrome de Ogilvie, también conocido como pseudo-obstrucción colónica aguda, es una dilatación masiva del colon sin una causa mecánica evidente. Puede provocar estreñimiento severo y distensión abdominal, y suele requerir atención médica urgente.

95. ¿Cómo puede contribuir la hipercalcemia al estreñimiento?

La hipercalcemia, o niveles elevados de calcio en la sangre, puede causar estreñimiento al afectar la función muscular del intestino. Es importante tratar la causa subyacente de la hipercalcemia para aliviar los síntomas.

96. ¿Cómo afecta el consumo excesivo de calcio?

El consumo excesivo de suplementos de calcio puede provocar estreñimiento al reducir la motilidad intestinal. Es importante equilibrar el calcio con suficiente magnesio y fibra en la dieta para prevenir este efecto.

97. ¿Qué es el síndrome de solapamiento y cómo se relaciona con el estreñimiento?

El síndrome de solapamiento se refiere a la presencia simultánea de más de un trastorno funcional gastrointestinal, como el SII con estreñimiento y la dispepsia funcional. Los síntomas pueden ser más complejos y requerir un enfoque de tratamiento multifacético.

98. ¿Qué es el megacolon y cómo se relaciona con el estreñimiento?

El megacolon es una dilatación anormal del colon que puede ser congénita o adquirida. Esta condición puede llevar a un estreñimiento severo, ya que el colon dilatado tiene dificultades para mover las heces de manera eficiente.

99. ¿Cómo puede afectar el síndrome de intestino corto?

El síndrome de intestino corto ocurre cuando una parte

significativa del intestino delgado ha sido removida o no funciona adecuadamente. Aunque a menudo causa diarrea, también puede llevar al estreñimiento debido a desequilibrios en la absorción de líquidos y nutrientes.

100. ¿Qué es la dieta BRAT y cómo puede influir?
La dieta BRAT (Bananas, Rice, Applesauce, Toast (plátanos, arroz, puré de manzana y tostadas)) es astringente y baja en fibra, lo que puede empeorar el estreñimiento si se sigue durante mucho tiempo. Se usa más comúnmente para tratar la diarrea.

101. ¿Cómo puede ayudar la dieta baja en residuos?
Una dieta baja en residuos limita la cantidad de fibra y alimentos que dejan residuos en el colon, lo que puede ser útil en ciertos casos de estreñimiento relacionado con obstrucciones o inflamación. Sin embargo, a largo plazo, una dieta rica en fibra es generalmente más beneficiosa para el estreñimiento.

102. ¿Cómo pueden afectar las enfermedades inflamatorias del intestino?
Aunque las enfermedades inflamatorias del intestino, como la enfermedad de Crohn y la colitis ulcerosa, a menudo causan diarrea, también pueden causar estreñimiento debido a la inflamación o el estrechamiento del intestino. El tratamiento se enfoca en controlar la inflamación.

103. ¿Qué es el síndrome de defecación obstruida y cómo se trata?
El síndrome de defecación obstruida es una dificultad para evacuar las heces debido a problemas funcionales o anatómicos en el recto o el suelo pélvico. El tratamiento puede incluir biofeedback, terapia física o cirugía en casos severos.

104. ¿Qué es la obstrucción intestinal y cómo se diferencia del estreñimiento?
La obstrucción intestinal es un bloqueo físico en el intestino que impide el paso de las heces. Puede causar síntomas similares al estreñimiento, como dolor abdominal y falta de evacuaciones, aunque más intensos. Es una emergencia médica que requiere atención inmediata. El estreñimiento, por otro

lado, es la dificultad para evacuar debido a heces duras o movimiento intestinal lento.

105. ¿Cómo afecta la desnutrición?
La desnutrición, especialmente la falta de fibra y líquidos en la dieta, puede contribuir al estreñimiento. Asegurar una ingesta adecuada de nutrientes esenciales es crucial para mantener una función intestinal saludable.

106. ¿Cómo afecta la fibromialgia?
La fibromialgia puede estar asociada con el síndrome del intestino irritable, incluyendo el subtipo con predominio de estreñimiento. El manejo del dolor, el estrés y la dieta son componentes clave en el tratamiento.

107. ¿Cómo puede afectar la quimioterapia?
La quimioterapia puede causar estreñimiento debido a sus efectos sobre el tracto gastrointestinal, incluyendo la reducción de la motilidad intestinal. Los medicamentos para el dolor utilizados durante el tratamiento también pueden contribuir. El manejo incluye hidratación, dieta adecuada y laxantes si fuera necesario.

108. ¿Qué son los supositorios de glicerina y cómo ayudan?
Los supositorios de glicerina son un tipo de laxante rectal que ayuda a estimular el movimiento intestinal al irritar suavemente el revestimiento del recto. Son efectivos para aliviar el estreñimiento ocasional.

109. ¿Es recomendable la limpieza colónica?
La limpieza colónica es un procedimiento que implica el lavado del colon con grandes cantidades de agua. No está recomendado como tratamiento para el estreñimiento, ya que puede causar desequilibrios electrolíticos y dañar la flora intestinal.

PLAN PRACTICO RECOMENDADO

Aquí encontrarás una guía completa y detallada que te ayudará a afrontar el estreñimiento y a aliviar sus síntomas de manera efectiva. Este enfoque integral no solo te permitirá sentirte mejor, sino que también será el primer paso hacia la recuperación de tu bienestar general. ¡Es el momento ideal para empezar a cuidar tu salud y vivir con mayor comodidad!

- **Descubre las causas**: Identificar el origen del estreñimiento es esencial para un tratamiento adecuado. Comprender las posibles causas y trabajar en solucionarlas puede marcar una gran diferencia en tu recuperación. Para ello, te recomiendo revisar el capítulo "El estreñimiento", especialmente las secciones "Causas" y "Disminución de los síntomas y prevención", donde encontrarás herramientas prácticas y claras para reconocer los factores desencadenantes y minimizarlos de manera efectiva.

- **Incorpora suplementos nutricionales**: Agiliza tu recuperación añadiendo algunos suplementos nutricionales a tu rutina diaria. Estos pueden ser un complemento ideal para tu alimentación y contribuir significativamente a mejorar los resultados de tu tratamiento. En el próximo capítulo, descubrirás opciones seguras, naturales y adecuadas para potenciar tu bienestar digestivo.

- **Descubre los beneficios de la fitoterapia**: La fitoterapia, que se basa en el uso de plantas medicinales, puede convertirse en un gran apoyo para tratar el estreñimiento. En el capítulo "Plantas medicinales", encontrarás una completa guía sobre las mejores opciones naturales, además de recetas prácticas que te proporcionarán un alivio rápido y efectivo, siempre respetando el equilibrio de tu organismo.

- **Alimentación para combatir el estreñimiento**: Lo que comes influye directamente en tu sistema digestivo. Algunos alimentos pueden ser tus mejores aliados, mientras que otros podrían acentuar el problema. En los capítulos "Alimentos que Transforman" y "Zumos y jugos", encontrarás información detallada y práctica, junto con más de 50 deliciosas recetas y una completa selección de jugos diseñados específicamente para aliviar el estreñimiento. Cambiar tu dieta nunca fue tan sencillo ni tan sabroso.

- **Identifica posibles alérgenos**: Algunos alimentos, como el gluten, los lácteos o incluso la carne de cerdo, podrían estar influyendo negativamente en tu sistema digestivo sin que lo notes. Considera eliminarlos temporalmente de tu dieta durante al menos dos semanas, incorporándolos nuevamente uno a uno para observar cómo reacciona tu cuerpo. ¡Estos pequeños experimentos pueden brindarte una gran mejora en tu calidad de vida!

- **Revisa tus medicamentos**: Si sospechas que alguno de los medicamentos que estás tomando (ya sea para esta u otra condición de salud) podría estar contribuyendo al estreñimiento, es fundamental abordarlo con tu médico. No suspendas ningún tratamiento por tu cuenta, ya que esto podría comprometer tu salud. Sin embargo, tu médico podrá evaluar la situación, ajustar las dosis o incluso ofrecer alternativas que minimicen los efectos secundarios, facilitando así tu proceso de recuperación. ¡Recuerda que tu bienestar siempre es una prioridad!

- **Estilo de vida**: Tus hábitos diarios tienen un impacto significativo en la salud digestiva, y realizar algunos cambios puede ayudarte a aliviar el estreñimiento. En el capítulo "Disminución de los síntomas y prevención", encontrarás recomendaciones prácticas para implementar pequeños ajustes en tu rutina que te ayudarán a sentirte mejor.

- **Incluye ejercicio en tu día a día**: ¡El movimiento es vital para tu salud intestinal! Practicar ejercicio de forma regular, incluso algo tan simple como realizar caminatas diarias, puede ayudar a estimular tu tránsito intestinal, mejorando su funcionamiento y reduciendo las molestias asociadas al estreñimiento.

- **La importancia de la hidratación**: La hidratación es clave para el adecuado funcionamiento de tu sistema digestivo. Asegúrate de beber al menos seis vasos de agua al día, aumentando a ocho si realizas actividades físicas. Pequeños cambios, como estar hidratado, tendrán un impacto positivo más grande de lo que crees en tu bienestar.

¿Estás enfrentando otros problemas relacionados?

Si, además del estreñimiento, estás lidiando con afecciones como hemorroides, varices o SIBO (sobrecrecimiento bacteriano en el intestino delgado), te invito a explorar algunos de mis otros libros, donde encontrarás consejos prácticos y soluciones naturales adaptadas a cada necesidad. Estos recursos están diseñados para ayudarte a comprender mejor estas condiciones y mejorar tu calidad de vida de manera efectiva:

- **HEMORROIDES**. Alimentos y Plantas Medicinales
- **VARICES**. Alimentos y Plantas Medicinales
- **SIBO**. Alimentos, Suplementos y Plantas Medicinales

Estos libros están pensados para complementar tus esfuerzos en el camino hacia una buena salud. ¡Espero que te sean de gran ayuda!

SUPLEMENTOS NUTRICIONALES

En el camino hacia la mejora de nuestra salud y calidad de vida, los suplementos nutricionales han pasado a ser un recurso cada vez más relevante. Estos productos, disponibles en una amplia variedad de formatos –como tabletas, cápsulas, polvos o líquidos fáciles de consumir–, están concebidos para complementar la alimentación diaria mediante el aporte de nutrientes esenciales que, en muchas ocasiones, son difíciles de alcanzar solo a través de los alimentos habituales. Entre sus componentes destacan las vitaminas, minerales, aminoácidos, antioxidantes y otros compuestos bioactivos, todos ellos en proporciones específicas que permiten cubrir incluso las necesidades más exigentes. Esto resulta especialmente útil en casos de dietas restrictivas, desequilibrios alimenticios o cuando el cuerpo necesita un apoyo adicional debido a demandas fisiológicas aumentadas.

Además, la utilidad de los suplementos supera su función como complemento nutricional, abarcando una amplia gama de beneficios adaptados a diferentes necesidades. Desde mejorar el rendimiento físico y aumentar los niveles de energía, hasta facilitar el día a día de quienes llevan vidas aceleradas, ofrecen soluciones prácticas y eficaces. Su importancia se acentúa en situaciones de salud más delicadas, como enfermedades, dolencias específicas o condiciones crónicas; en estos casos, además de reforzar la dieta, los suplementos pueden desempeñar un papel activo ayudando al cuerpo a recuperar funciones alteradas, aliviar ciertos síntomas y apoyar procesos de recuperación más complejos.

Saber cómo incorporar estos suplementos de manera adecuada es esencial para integrarlos eficazmente en un enfoque global de cuidado personal y terapéutico. Esto supone valorar sus beneficios desde una perspectiva científica respaldada por evidencia y, en caso necesario, bajo la orientación de un profesional de la salud. Utilizados con conocimiento y criterio, los suplementos pueden convertirse en herramientas clave para transformar tu bienestar de forma gradual, sostenible y significativa. Recuerda que cada pequeño paso encaminado al cuidado de tu cuerpo es un avance hacia sentirte mejor, con más energía y fuerza para afrontar el día a día. ¡Atrévete a dar ese paso hacia un cambio positivo!

Precauciones esenciales

Es crucial entender que los suplementos pueden tener efectos secundarios, contraindicaciones e interacciones con fármacos. Por ello, asegúrate de leer detenidamente los efectos adversos señalados al final de este capítulo. Además, considera tu estado de salud en general y evita cualquier suplemento que pueda interferir con los fármacos que estés tomando o con otros problemas de salud que ya tengas.

Suplementos nutricionales y estreñimiento

Mantener una vida saludable y un sistema digestivo en buen estado es un objetivo compartido por muchas personas hoy en día. Sin embargo, uno de los desafíos más frecuentes que enfrenta una gran parte de la población es el estreñimiento, una condición que no solo causa malestar y molestias físicas, sino que también puede disminuir notablemente la calidad de vida de quienes lo padecen. Esta dificultad en el tránsito intestinal puede llegar a ser frustrante, afectando el bienestar físico y emocional.

Afortunadamente, en los últimos años ha aumentado el enfoque científico en alternativas naturales y efectivas para tratar el estreñimiento. Entre estas alternativas, los suplementos nutricionales han adquirido un rol destacado como aliados para restablecer la regularidad intestinal. Desde fibras solubles hasta probióticos y enzimas digestivas, una variedad de compuestos han despertado el interés de expertos debido a su capacidad para mejorar la función digestiva de manera segura y sostenida.

Con el objetivo de ofrecerte las mejores herramientas para abordar esta condición, a continuación, encontrarás información detallada sobre los suplementos nutricionales más utilizados para tratar el estreñimiento. Se presentan a continuación sus beneficios clave, recomendaciones de uso, y dosificaciones medias, ordenados de forma alfabética para que puedas acceder rápidamente a lo que necesites. ¡Descubre cómo estas soluciones pueden ayudarte a recuperar tu bienestar intestinal!

Aceite de ricino

El aceite de ricino es conocido por sus propiedades laxantes naturales y se ha utilizado tradicionalmente como un remedio para aliviar el estreñimiento. A continuación, te mencionaré algunos de los beneficios del aceite de ricino para este problema, así como la dosificación media recomendada:

- Laxante natural: Contiene un compuesto llamado ácido ricinoleico, que actúa como un laxante suave. Este ácido estimula los receptores en el revestimiento del intestino, lo que a su vez promueve los movimientos intestinales y ayuda a aliviar el estreñimiento.

- Facilita la eliminación de desechos: Ayuda a suavizar las heces, lo que facilita su paso a través del intestino. Esto puede ser especialmente útil en casos de estreñimiento crónico o cuando las heces son duras y difíciles de evacuar.

- Estimula la función intestinal: Además de actuar como un laxante, el aceite de ricino ayuda a estimular la actividad muscular del intestino, lo que fomenta un ritmo intestinal regular y promueve la evacuación regular de los desechos.

Dosificación media recomendada:
Aunque puede variar según la edad y la condición de la persona, la dosificación media recomendada es la siguiente:

Una dosis comúnmente recomendada es de 15 a 60 ml de aceite de ricino, que se puede tomar una vez al día antes de acostarse. Sin embargo, puedes comenzar con una dosis baja e ir aumentándola gradualmente según la respuesta de tu cuerpo.

Carbonato de magnesio

El carbonato de magnesio se utiliza comúnmente para aliviar el estreñimiento. A continuación, se mencionan algunos de los beneficios para este problema, así como la dosificación media recomendada:

- Laxante suave: El carbonato de magnesio actúa como un laxante suave al atraer agua hacia el intestino y aumentar el contenido de agua en las heces. Esta propiedad ayuda a ablandar las heces y facilita su paso a través del intestino, aliviando así el estreñimiento.

- Estimula los movimientos intestinales: El carbonato de magnesio promueve los movimientos intestinales. Esto ayuda a mantener un ritmo intestinal saludable y prevenir el estreñimiento.

- Alivia la incomodidad abdominal: El estreñimiento a menudo está asociado con malestar abdominal y sensación de hinchazón. El carbonato de magnesio ayuda a aliviar estos síntomas al favorecer la evacuación regular del intestino y reducir la presión en el abdomen.

Dosificación media recomendada:
La dosis típica de carbonato de magnesio para el estreñimiento es de 2 a 4 gramos –aproximadamente 1/2 a 1 cucharadita– mezclados con agua.

Suele ser más efectivo si tomas la dosis máxima recomendada por el fabricante justo antes de irte a dormir. Si lo prefieres, podrías tomarlo 1 ó 2 horas antes o después de las comidas y/o de otros tratamientos. Si experimentas molestias digestivas con el estómago vacío, puedes tomarlo justo después de comer.

Chía

Las semillas de chía son un alimento rico en fibra y

nutrientes, y proporcionan varios beneficios para aliviar el estreñimiento. A continuación, se indican algunos:

• Alto contenido de fibra: Las semillas de chía son una excelente fuente de fibra, tanto soluble como insoluble. La fibra insoluble ayuda a aumentar el volumen de las heces, suavizarlas y facilitar su paso a través del intestino. La fibra soluble, por otro lado, absorbe agua y forma un gel que ayuda a mantener una consistencia adecuada de las heces.

• Promueve la regularidad intestinal: Debido a su alto contenido de fibra, las semillas de chía ayudan a regularizar los movimientos intestinales y previenen el estreñimiento. La fibra agrega volumen a las heces y estimula el peristaltismo, lo que facilita su expulsión.

• Hidratación intestinal: Tienen la capacidad de absorber hasta 10 veces su peso en agua. Al consumirlas, forman un gel en el intestino que ayuda a mantener una hidratación adecuada de las heces. Esto contribuye a una evacuación más suave y menos dolorosa.

Dosificación media recomendada:
La dosis típica de semillas de chía para el estreñimiento es de 1 a 2 cucharadas al día. Se recomienda comenzar con una cantidad menor y aumentar gradualmente para permitir que el cuerpo se adapte a la fibra adicional. Puedes agregar las semillas de chía a tus alimentos y bebidas, como batidos, yogur, ensaladas o cereales.

Recuerda que es importante consumir suficiente líquido cuando se ingieren semillas de chía, ya que absorben agua.

Psyllium

Las semillas de psyllium son un suplemento dietético que se utiliza comúnmente para tratar el estreñimiento. A continuación, se mencionan algunos de sus beneficios:

• Promueve la regularidad intestinal: La fibra de psyllium es una fuente de fibra soluble que absorbe agua en el intestino, formando una masa gelatinosa que facilita el paso de las heces. Este efecto aumenta el volumen de las heces y estimula la regularidad intestinal, lo que puede aliviar el estreñimiento.

• Mejora la consistencia de las heces: También ayuda a mejorar la consistencia de las heces. Si las heces son demasiado duras y secas, la fibra de psyllium agrega humedad y suavidad, facilitando su eliminación.

• Alivia el malestar abdominal: El estreñimiento suele producir malestar y distensión abdominal. La fibra de psyllium ayuda a aliviar estos síntomas al promover la evacuación regular del intestino y reducir la presión en el abdomen.

Dosificación media recomendada:
La dosis típica de fibra de psyllium es de 5 a 10 gramos una o dos veces al día. Se recomienda mezclar la fibra de psyllium con agua u otro líquido y consumirla de inmediato. Es importante aumentar gradualmente la dosis para permitir que el cuerpo se ajuste y evitar posibles efectos secundarios, como hinchazón o gases.

Probióticos

Los probióticos son microorganismos beneficiosos que se encuentran naturalmente en el sistema digestivo y pueden proporcionar varios beneficios para aliviar el estreñimiento, como los siguientes:

• Restauración del equilibrio intestinal: Los probióticos ayudan a restablecer y mantener un equilibrio saludable de bacterias en el intestino. Esto es especialmente relevante cuando el estreñimiento está relacionado con una disbiosis intestinal, es decir, una alteración en la composición de la microbiota intestinal.

• Mejora de la motilidad intestinal: Algunas cepas de probióticos, como Bifidobacterium lactis y Lactobacillus acidophilus, han demostrado tener efectos positivos en la motilidad intestinal. Estos probióticos también pueden estimular los movimientos intestinales regulares y ayudar a prevenir el estreñimiento.

• Aumento de la producción de ácidos grasos de cadena corta: Los probióticos pueden fermentar los residuos no digeridos en el intestino y producir ácidos grasos de cadena corta, como el butirato. Estos ácidos grasos mejoran la función intestinal, aumentan la hidratación de las heces y promueven la regularidad intestinal.

Dosis recomendada:
La dosis recomendada puede variar dependiendo del tipo de cepa probiótica y de las necesidades individuales. Por lo general se encuentra entre 1 a 10 mil millones de UFC (unidades formadoras de colonias) al día. Sigue las instrucciones del fabricante.

Posología:
Se recomienda tomar por la mañana o por la noche. Sigue las indicaciones del fabricante.

Tiempo de acción medio:
El tiempo de inicio de acción puede variar, pero suele mostrar efectos beneficiosos en la salud digestiva y en el equilibrio de la microbiota intestinal después de algunas semanas de uso continuo.

Tiempo máximo de uso continuado recomendado:
No hay un tiempo máximo establecido para el uso continuado, ya que son seguros para el consumo durante más de seis meses seguidos. Se recomienda seguir las indicaciones del fabricante o consultar a un especialista si se presentan efectos secundarios o si se desea utilizar más de 6 meses seguidos para mantener la salud intestinal.

Ruibarbo

La raíz de ruibarbo ha sido utilizada tradicionalmente como remedio natural para aliviar el estreñimiento. A continuación, se indican algunos de los beneficios:

- Efecto laxante: La raíz de ruibarbo contiene compuestos naturales, como la emodina y la antraquinona, que tienen propiedades laxantes. Estos compuestos estimulan los movimientos intestinales y promueven la evacuación regular del intestino, aliviando así el estreñimiento.

- Estimula la secreción de bilis: Aumenta la producción y secreción de bilis en el hígado, lo que puede mejorar la digestión y el tránsito intestinal. Una mejor digestión puede ayudar a prevenir el estreñimiento y promover una evacuación regular.

- Mejora la motilidad intestinal: Tiene efectos positivos en la motilidad intestinal al estimular las contracciones en el intestino. Esto ayuda a mover las heces en el intestino y prevenir el estreñimiento.

Dosificación media recomendada:
La dosis típica de raíz de ruibarbo para el estreñimiento es de 0,5 a 1 gramo al día. Se recomienda tomarla antes de acostarse para obtener un efecto laxante por la mañana. Es importante no exceder la dosis recomendada y seguir las indicaciones específicas del producto.

Efectos adversos, contraindicaciones e interacciones

Si estás considerando el uso de suplementos para aliviar el estreñimiento, es fundamental comprender los riesgos asociados. Aunque estos productos pueden ser útiles para mejorar el tránsito intestinal, es importante usarlos de manera responsable y conociendo sus posibles efectos adversos. Tu bienestar y seguridad siempre debe ser la prioridad.

Aceite de ricino

- **Efectos secundarios**: Puede causar diarrea, náuseas y calambres abdominales. También puede provocar deshidratación si no se consume suficiente líquido.

- **Contraindicaciones**: No se recomienda su uso en embarazadas debido a su potencial para estimular las contracciones uterinas. También se debe evitar en personas con obstrucción intestinal, enfermedad inflamatoria intestinal, apendicitis, problemas renales o hepáticos.

• **Interacciones**: El aceite de ricino puede interactuar con fármacos anticoagulantes, antidiabéticos, antiinflamatorios no esteroideos y otros laxantes. Si estás tomando alguno de estos medicamentos, es importante consultar a tu médico antes de usar aceite de ricino.

Carbonato de magnesio

• **Efectos secundarios**: Puede causar diarrea, náuseas, vómitos y malestar estomacal. También puede tener un efecto laxante.

• **Contraindicaciones**: No se recomienda su uso en personas con insuficiencia renal, enfermedad cardíaca, obstrucción intestinal o niveles altos de magnesio en sangre.

• **Interacciones**: Puede interactuar con medicamentos como antibióticos, medicamentos para el corazón y medicamentos para la osteoporosis. Es importante consultar a tu médico si estás tomando algún medicamento.

Chía, Semillas de

• **Efectos secundarios**: En general, las semillas de chía son bien toleradas, pero algunas personas pueden experimentar gases, hinchazón abdominal o problemas digestivos al consumirlas en grandes cantidades o sin suficiente líquido.

• **Contraindicaciones**: No se han reportado contraindicaciones significativas para el consumo de semillas de chía. Sin embargo, es importante tener en cuenta que pueden expandirse en el estómago, por lo que se deben consumir con moderación y acompañadas de líquido.

• **Interacciones**: No se han reportado interacciones significativas de las semillas de chía con medicamentos. Sin embargo, es importante consultar a tu médico si estás tomando algún medicamento para evaluar posibles interacciones.

Psyllium, Fibra de

- **Efectos secundarios:** Algunas personas pueden experimentar gases, hinchazón abdominal o diarrea al tomar fibra de psyllium. Es importante comenzar con dosis bajas e incrementar gradualmente para permitir que el cuerpo se adapte.

- **Contraindicaciones:** Puede no ser adecuado para personas con estrechamiento del esófago o del tracto intestinal, o para quienes tienen dificultad para tragar.

- **Interacciones:** La fibra de psyllium puede afectar la absorción de fármacos, por lo que se recomienda tomarla por lo menos 2 horas antes o después de la ingesta de medicamentos. Es importante consultar a tu médico si estás tomando medicamentos para evaluar posibles interacciones.

Probióticos

- **Efectos secundarios:** En general, los probióticos se consideran seguros, pero algunas personas pueden experimentar gases, hinchazón abdominal o diarrea al comenzar a tomarlos. Estos efectos secundarios suelen ser temporales y desaparecen a medida que el cuerpo se adapta.

- **Contraindicaciones:** No se recomienda su uso en personas con sistemas inmunológicos debilitados o en personas con catéteres intravenosos.

- **Interacciones:** Pueden interactuar con algunos fármacos, como antibióticos y medicamentos inmunosupresores. Es importante consultar a tu médico si estás tomando algún medicamento.

Ruibarbo

- Efectos secundarios: El consumo excesivo de raíz de ruibarbo puede causar diarrea, cólicos abdominales, náuseas y vómitos. También puede producir una coloración rojiza en la orina.

- Contraindicaciones: No se recomienda su uso en personas con obstrucción intestinal, enfermedad inflamatoria intestinal, apendicitis, problemas renales o hepáticos. También se debe evitar durante el embarazo y la lactancia.

• Interacciones: Puede interferir con la absorción de ciertos fármacos, como los anticoagulantes, los diuréticos y los fármacos para el corazón. Si estás tomando alguno de estos medicamentos, es importante consultar a tu médico antes de usar raíz de ruibarbo.

ALIMENTOS QUE TRANSFORMAN

A lo largo de la historia, nuestra alimentación ha experimentado cambios profundamente radicales, completamente distintos de los hábitos de nuestros antepasados. Hace millones de años, los primeros humanos estructuraban su dieta en torno a lo que podían recolectar o cazar, dependiendo de alimentos frescos y crudos que el entorno ponía a su alcance. Con la llegada de la agricultura y la ganadería, comenzó una nueva era en la nutrición humana, cambios que se aceleraron aún más con la Revolución Industrial. No obstante, es fundamental comprender que, mientras nuestros hábitos alimenticios evolucionaban de manera drástica, nuestra genética ha permanecido prácticamente sin cambios.

Con el tiempo, se incorporaron alimentos como los lácteos, los cereales, los azúcares refinados y los aceites vegetales, junto con el aumento de la producción intensiva de carne. Aunque estos productos han facilitado el acceso a las comidas y mejorado la practicidad en muchas ocasiones, también han sufrido modificaciones significativas en su composición nutricional. Además, los avances en la conservación de alimentos y las técnicas culinarias trajeron consigo nuevos métodos para almacenar y preparar los alimentos, transformando también su calidad.

En tiempos recientes, ha emergido un escenario preocupante: nuestras costumbres alimenticias han sido dominadas por la alimentación moderna basada en productos ultraprocesados, lo que ha contribuido al creciente aumento de enfermedades crónicas. Problemas como la obesidad, la diabetes tipo 2, la hipertensión y una larga lista de trastornos cardiovasculares y digestivos se han relacionado estrechamente con esta tendencia alimenticia. ¿Por qué ocurre esto? Principalmente porque los alimentos ultraprocesados contienen en exceso carbohidratos refinados, grasas perjudiciales, azúcares añadidos, aditivos químicos y aceites vegetales de pobre calidad. Incluso las carnes y otros productos de origen animal provenientes de sistemas de producción intensiva suelen estar cargados de elementos dañinos para la salud. Estos alimentos han desplazado las dietas tradicionales basadas en alimentos frescos y naturales, rompiendo el equilibrio que promovía el bienestar en nuestros ancestros.

Sin embargo, hay una esperanza para revertir esta realidad: realizar pequeños y conscientes cambios en nuestra alimentación puede producir grandes beneficios. Volver a una dieta equilibrada, rica en nutrientes y basada en alimentos frescos es clave para construir una base sólida de salud. Incorporar frutas, verduras frescas, tubérculos, legumbres, frutos secos y semillas es un excelente comienzo para transformar nuestra manera de nutrirnos. A pesar de ello, sigue existiendo un importante desafío: en muchas partes del mundo, el consumo de estos alimentos naturales permanece alarmantemente bajo.

Adoptar un estilo de vida basado en una alimentación consciente no solo ayuda a prevenir enfermedades asociadas con los malos hábitos dietéticos, sino que también revitaliza el cuerpo y la mente. Dar prioridad a los alimentos reales y reducir los ultraprocesados nos encamina hacia una vida más saludable, equilibrada y vigorosa. Este es el momento de reaprender el poder transformador de una dieta sana, no como una forma de restricción, sino como un acto de cuidado hacia nosotros mismos. ¡Tu salud merece ese compromiso!

Comprendiendo el vínculo entre nutrición y salud

¿Cuántas veces te has preguntado si lo que comes realmente beneficia tu bienestar? La conexión entre la alimentación y la salud es mucho más profunda de lo que solemos imaginar. Aprender a identificar los alimentos que son aliados de una buena salud y aquellos que conviene evitar según tus necesidades particulares es clave para mejorar tu calidad de vida. Este tema, lejos de ser novedoso, ha sido objeto de estudio a lo largo de siglos. Desde tiempos remotos, distintas culturas han aprovechado el poder terapéutico de la nutrición para tratar enfermedades y fortalecer el cuerpo, dejando un legado lleno de sabiduría.

Los antiguos sistemas médicos, como la medicina tradicional china, las prácticas del antiguo Egipto, Grecia y Roma, junto con el Ayurveda de la India y los tratamientos indígenas de las Américas, exploraron las propiedades restauradoras de los alimentos naturales presentes en la dieta cotidiana. Este conocimiento, transmitido de generación en generación, se fundamentaba en la creencia de que los alimentos no solo nutren, sino que también protegen, alivian e incluso curan.

Durante mucho tiempo, la medicina convencional relegó estas ideas considerándolas supersticiones sin sustento científico. A pesar de ello, las prácticas tradicionales inspiraron estudios modernos que han confirmado lo que nuestros antepasados intuían: lo que comemos tiene un impacto directo, no solo en nuestra salud física, sino también en nuestro estado emocional. Investigaciones actuales han logrado identificar compuestos en los alimentos que poseen propiedades terapéuticas, capaces de prevenir enfermedades, aliviar síntomas y mejorar el bienestar.

Los investigadores han dedicado años a estudiar cómo ciertos alimentos fortalecen el organismo y lo protegen contra afecciones crónicas. Al analizar comunidades con baja incidencia de enfermedades, han encontrado patrones alimenticios que contrastan con aquellas que sufren mayores problemas de salud. Estas observaciones han permitido comprender cómo determinados nutrientes influyen en la vitalidad y la longevidad. Por ejemplo, ciertos alimentos ofrecen beneficios específicos: propiedades antiinflamatorias que alivian el dolor crónico y los problemas articulares, efectos antimicrobianos que refuerzan el sistema inmunitario, acciones anticoagulantes que mejoran la salud cardiovascular, efectos antihipertensivos que regulan la presión arterial y compuestos que mejoran el estado de ánimo, disminuyendo la ansiedad y favoreciendo el bienestar emocional.

Lo que decides poner en tu plato no solo afecta tus niveles de energía diaria, sino también tu capacidad para recuperarte, resistir enfermedades y disfrutar de una vida plena. En contraposición, descuidar la dieta o elegir alimentos poco saludables puede agravar problemas físicos, potenciar síntomas y perjudicar tu bienestar.

Es inspirador saber que cada día tienes la oportunidad de apostar por una vida más saludable con tus decisiones alimenticias. Aunque factores externos como el clima o la contaminación escapen a tu control, tu alimentación es una herramienta esencial para cuidar tu cuerpo. Con cada ingrediente que eliges, impactas positivamente tanto tu físico como tu mente.

Saber cuáles alimentos son los más apropiados para tus necesidades específicas y cuáles podrían afectar tu salud te permitirá adaptar tu estilo de vida para lograr el equilibrio perfecto. La nutrición, como la medicina original de la humanidad, no solo es una fuente de bienestar, sino también un puente hacia nuestras raíces, que nos prepara para un futuro lleno de posibilidades.

Con esta recopilación de conocimientos, te invito a descubrir cómo la nutrición puede convertirse en tu mejor aliada para aliviar enfermedades, fortalecer el cuerpo y disfrutar de una vida más feliz. ¿Estás dispuesta/o a iniciar este camino de aprendizaje y transformación? Tu bienestar está en tus manos y cada decisión en la cocina puede abrir la puerta a una salud más plena y sostenible.

Empieza hoy mismo: Nutre tu cuerpo, alimenta tu alma y vive con plenitud.

Alimentos que curan según la MTC

En la Medicina Tradicional China (MTC), los alimentos se consideran una herramienta terapéutica poderosa para restaurar el equilibrio del cuerpo y tratar problemas de salud específicos, como el estreñimiento. A continuación, se muestra una lista de alimentos recomendados en la MTC para mejorar el estreñimiento y fomentar el bienestar general.

Las frutas más efectivas con propiedades laxantes naturales

incluyen ciruelas pasas, higos, naranjas, albaricoques y uvas. Otros alimentos que pueden ayudar a mejorar la salud digestiva son los siguientes:

Aceite de oliva

Mezcla 1 cucharada de aceite de oliva con 1 cucharadita de jugo de limón y bébelo regularmente.

Aloe vera

Lo ideal es utilizar el gel puro extraído de la planta, pero ten en cuenta que es más concentrado que el jugo preparado que se vende, así que no uses más de 2 cucharadas. Mezcla 2 cucharadas de gel puro con el jugo de alguna fruta y tómalo por la mañana. Nota: Consúmelo con precaución, ya que puede provocar diarrea en algunas personas.

Bicarbonato de sodio

Mezcla 1 cucharadita de bicarbonato en una cuarta taza de agua tibia.

Ciruela

Bebe un vaso de jugo de ciruela en la mañana y otro por la noche para obtener un alivio inmediato.

Ciruelas secas

Pon las ciruelas secas en remojo la noche anterior y tómalas en ayunas, tanto el agua como las ciruelas.

Espinaca

La espinaca cruda es el mejor remedio natural para los intestinos irritados y perezosos. Puedes comerla tanto cruda como cocida. Precauciones: Según la Medicina Tradicional China (MTC), las personas que padecen problemas de estómago o diarrea deben consumirla en cantidades pequeñas. Además, como la espinaca contiene ácido oxálico, si se consume junto con alimentos ricos en calcio, como las legumbres, se convierte en oxalato cálcico, que dificulta la digestión y la absorción de calcio.

Higo

Los higos, ya sean frescos o desecados, limpian el intestino de mucosidades y desechos tóxicos y también actúan como laxante natural.

Limón

Un vaso de agua tibia con una cucharadita de jugo de limón recién exprimido y una pizca de sal en ayunas por la mañana ayudará a limpiar tus intestinos. Otro remedio es tomar 2 ó 3 vasos de agua caliente con jugo de limón 2-3 veces al día.

Kiwi

Toma 2 kiwis en el desayuno. Precauciones: Según la MTC, debido a su naturaleza fría, puede causar diarrea, por lo que no se debe consumir en exceso. Es especialmente desaconsejado para personas con predisposición a la diarrea o con estómagos delicados.

Manzana

Pela y mastica bien una manzana cruda aproximadamente una hora después de comer.

Melaza

Toma 2 cucharaditas en agua tibia, 2 veces al día.

Melocotón

Come 1 ó 2 melocotones aproximadamente una hora después de las comidas.

Semillas de lino

Mezcla 1 cucharada de semillas de lino en un vaso de agua y deja reposar durante al menos 3 horas. Bébelo antes de acostarte.

Miel

Diluye una cucharada de miel en un vaso de agua caliente y tómalo en ayunas.

Miel y vinagre

Coloca 1 cucharada de miel y 1 cucharada de vinagre de manzana en un vaso de agua, mézclalo bien y bébelo cada 8 horas.

Plátano

Dos plátanos maduros, entre comidas, ayudan a aliviar el estreñimiento.

Piña

Toma jugo de piña a diario en ayunas hasta regularizar el intestino.

Uva

Las uvas o su jugo son muy efectivos. Puedes tomar el jugo por las mañanas en ayunas. Es recomendable tomar un vaso lleno por día hasta que logres comprobar el efecto. También es muy recomendable para niños.

Precauciones: Según la MTC, como contiene abundancia de azúcares, si se ingiere en exceso puede provocar diarrea, desasosiego y obnubilación (confusión, torpeza de movimientos, lentitud psíquica y disminución de la atención y percepción).

Uvas pasas o secas

Come un puñado al día al menos 1 hora después de comer. También puedes remojar un puñado de pasas en agua durante la noche y luego cómelas en ayunas.

Zanahoria

Si sufres de estreñimiento crónico, deberías consumir diariamente zanahoria cruda rallada, complementada con 1 litro de zumo de zanahoria.

Receta nº 2. Ingredientes: 500 g de zanahoria y miel. Tritura la zanahoria y añade la miel al jugo obtenido. Mezcla bien y toma esta preparación una vez por la mañana y otra por la noche.

Precauciones: No debe añadirse vinagre cuando se come

zanahoria, ya que se pueden destruir sus componentes. Además, como el caroteno es una grasa soluble, debe cocinarse con aceite u otra grasa. Si se consume cruda o cocida en agua, dificulta la asimilación del caroteno y pierde sus propiedades.

Otros alimentos beneficiosos son: papaya*, calabaza, sésamo y almendra cruda.

Nota importante: Las embarazadas no deben comer papaya, ya que contienen estrógenos naturales que podrían provocar contracciones y riesgo de aborto. Además, la pepsina y la papaína podrían impedir el desarrollo del feto.

Otros remedios efectivos para el estreñimiento

Además de los alimentos recomendados, existen otros remedios naturales y cambios en los hábitos que pueden ayudarte a aliviar el estreñimiento de manera efectiva:

Semillas de Psyllium, Lino o Linaza

Preparación:
- Remoja las semillas (1 o 2 cucharadas) en agua o una bebida vegetal (como avena, almendra o soja) durante varias horas.
- Bebe tanto el líquido como las semillas antes de irte a dormir, con el estómago vacío.

Estas semillas son ricas en fibra y mucílagos que suavizan el tránsito intestinal y facilitan la evacuación.

Agua Caliente con Miel en Ayunas

Cómo utilizarlo:
- Por la mañana, con el estómago vacío, bebe un vaso de agua tibia mezclado con una cucharada de miel.
- Este remedio estimula suavemente el sistema digestivo e hidrata el intestino, facilitando el tránsito de los desechos.

Aceite de Coco Virgen Extra

Instrucciones:
- Toma 1 cucharada de aceite de coco virgen extra antes de cada comida principal (desayuno, almuerzo y cena).

- Este aceite no solo mejora la movilidad intestinal, sino que también puede ayudar a controlar el peso debido a sus grasas saludables.
- Tranquilidad: No debes preocuparte por el aumento de peso, ya que es muy poco probable que este aceite dietético cause problemas en porciones moderadas.

Hidratación y Consumo de Fibra

Asegúrate de beber al menos de 1,5 a 2 litros de agua al día para mantener una buena hidratación. Esto es crucial para que la fibra que consumes tenga el efecto deseado.

Aumenta la ingesta de alimentos ricos en fibra, como:
- Frutas frescas (como manzanas, peras con cáscara, o albaricoques).
- Verduras (calabaza, espinacas, brócoli).
- Cereales integrales (avena, arroz integral, pan integral).

Recomendaciones Adicionales

- Actividad física regular: Realizar caminatas diarias o ejercicios suaves suele estimular el movimiento intestinal.
- Rutina: Trata de crear un horario para ir al baño a la misma hora todos los días, idealmente después de comer para aprovechar los reflejos naturales del cuerpo.

Recomendaciones generales de alimentación

La alimentación juega un papel fundamental en la prevención y el manejo del estreñimiento. Adoptar una dieta equilibrada, rica en fibra y adecuada para el funcionamiento óptimo del sistema digestivo, es clave para mejorar el tránsito intestinal y mantener una buena salud. A continuación, se presentan recomendaciones alimentarias para ajustar tus hábitos alimenticios y mejorar este problema.

• **Aumenta la ingesta de fibra**: La fibra es esencial para prevenir y tratar el estreñimiento. Se recomienda consumir al menos 25-30 gramos de fibra al día. Aumenta gradualmente la cantidad de fibra en tu dieta para permitir que tu cuerpo se ajuste. Incluye verduras, frutas y legumbres. Lo ideal sería consumir de 3 a 5 porciones de verduras y de 2 a 4 porciones de frutas al día. Sin embargo, es recomendable consumir la fruta con el estómago vacío, por ejemplo, media hora antes de comer, y nunca durante o al final de una comida, ya que causa gases e incomodidades intestinales a muchas personas.

• **Bebe mucha agua**: La deshidratación suele empeorar el estreñimiento, por lo que es importante mantenerse hidratado. Bebe una cantidad considerable, de 2 a 3 litros al día, pero evita hacerlo durante las comidas. Durante las comidas, bebe como máximo medio vaso de agua. Es preferible que el agua no tenga gas.

• **Come regularmente y no te saltes comidas**: Establecer horarios regulares para las comidas y no saltarse ninguna comida puede ayudar a mantener el ritmo intestinal regular. Intenta comer aproximadamente a la misma hora todos los días para establecer un patrón regular de movimiento intestinal.

• **Realiza comidas equilibradas**: Asegúrate de incluir una variedad de grupos de alimentos en tus comidas diarias, como proteínas magras (pollo, pescado, legumbres), granos integrales (arroz integral, quinua, avena), frutas y verduras. Una dieta equilibrada y variada proporciona los nutrientes necesarios para un sistema digestivo saludable.

• **Limita los alimentos procesados y refinados**: Los alimentos procesados y refinados, como los productos de panadería hechos con harina blanca, los alimentos fritos y los dulces, suelen ser bajos en fibra y pueden empeorar el estreñimiento. Opta por alimentos más naturales y menos procesados para asegurarte de obtener suficiente fibra en tu dieta.

• **Realiza actividad física regularmente**: El ejercicio regular puede ayudar a estimular el movimiento intestinal y prevenir el estreñimiento. Intenta realizar al menos 30 minutos de actividad física moderada, como caminar, nadar o practicar yoga, todos los días.

- **Evita el estrés**: El estrés puede afectar el funcionamiento del sistema digestivo y contribuir al estreñimiento. Encuentra formas de manejar el estrés, como practicar técnicas de relajación, meditación o actividad física. También es importante asegurarse de tener suficiente tiempo para ir al baño sin sentir prisa o presión.

- **Considera suplementos de fibra**: Si no puedes obtener suficiente fibra a través de tu dieta, puedes considerar tomar suplementos de fibra, como el psyllium, bajo la recomendación de un profesional de la salud. Sin embargo, es importante asegurarse de beber suficiente agua al tomar suplementos de fibra para evitar cualquier malestar digestivo.

- **Incorpora alimentos ricos en probióticos**: Los probióticos son bacterias saludables que ayudan a mejorar la salud intestinal y la regularidad del tránsito intestinal. Los alimentos ricos en probióticos incluyen el yogur natural, el kéfir, el chucrut, el kimchi y otros alimentos fermentados. Asegúrate de elegir opciones sin azúcar añadida para obtener los máximos beneficios.

- **No te excedas con alimentos que pueden causar estreñimiento**: Algunos alimentos tienen efectos estreñidores en algunas personas. Estos alimentos incluyen el arroz blanco, el queso, los plátanos verdes, el té negro y las carnes rojas. Si notas que alguno de estos alimentos afecta tu regularidad intestinal, considera reducir su consumo o buscar alternativas.

- **Evita alimentos irritantes para el intestino**: Algunas personas pueden ser sensibles a ciertos alimentos que pueden irritar el intestino, lo que puede agravar el estreñimiento. Estos alimentos pueden incluir alimentos picantes, alimentos grasos, alimentos con alto contenido de cafeína y alimentos con alto contenido de azúcar. Observa cómo reacciona tu cuerpo a estos alimentos y considera limitar su consumo si notas que empeoran tus síntomas.

- **Mastica bien los alimentos**: Masticar adecuadamente los alimentos es importante para facilitar la digestión y el tránsito intestinal. Tómate tu tiempo para masticar cada bocado antes de tragarlo. Esto ayuda a descomponer los alimentos en partículas más pequeñas y facilita su paso a través del sistema digestivo.

- **Evita el consumo excesivo de alcohol**: El alcohol puede deshidratar el cuerpo y afectar el funcionamiento del intestino. Limita tu consumo de alcohol y asegúrate de beber suficiente agua para mantener una buena hidratación.

- **Mantén un registro de tu dieta y síntomas**: Llevar un registro de tu dieta y síntomas puede ayudarte a identificar posibles desencadenantes de tu estreñimiento. Anota lo que comes y bebes cada día, así como cualquier cambio en tus hábitos intestinales. Esto te ayudará a identificar patrones y ajustar tu dieta según sea necesario.

- **Seguir un ayuno basado en zumos o jugos** durante varios días puede ser de gran ayuda. Puedes consultar el siguiente capítulo: "Zumos y Jugos" para obtener recetas efectivas para el estreñimiento.

Recuerda que cada persona es única y puede responder de manera diferente a los alimentos y cambios en la dieta.

Alimentos y bebidas recomendados

A continuación, encontrarás una selección de alimentos y bebidas que resultan especialmente beneficiosos para mejorar el estreñimiento y promover un tránsito intestinal saludable. Incorporar estos elementos a tu dieta diaria puede marcar una gran diferencia en tu bienestar digestivo.

- **Alimentos ricos en fibra**: La fibra es fundamental para mantener una buena salud digestiva y prevenir el estreñimiento. Los alimentos ricos en fibra ayudan a aumentar el volumen de las heces y a mejorar el tránsito intestinal. Algunas opciones de alimentos ricos en fibra incluyen:

    - *Frutas frescas*: Manzanas, peras, ciruelas, frambuesas, fresas y moras son excelentes opciones debido a su contenido de fibra y agua.

- *Verduras*: Brócoli, espinacas, zanahorias, calabacines, acelgas y col rizada son buenas fuentes de fibra que ayudan a prevenir el estreñimiento.

- *Legumbres*: Las alubias, lentejas, garbanzos y guisantes son ricos en fibra y también proporcionan proteínas vegetales.

- *Cereales integrales*: El arroz integral, la quinua, la avena y el trigo sarraceno son opciones saludables que ayudan a mejorar el estreñimiento.

- *Frutos secos y semillas*: Almendras, nueces, semillas de chía y semillas de lino son excelentes fuentes de fibra y grasas saludables, que ayudan a suavizar las heces y mejorar la regularidad intestinal.

• **Agua**: Mantenerse hidratado es esencial para un funcionamiento intestinal adecuado. Beber suficiente agua ayuda a ablandar las heces y facilita su paso a través del tracto digestivo. Se recomienda beber de 8 a 10 vasos de agua al día.

• **Bebidas calientes**: Las bebidas calientes, como las infusiones de hierbas sin cafeína, ayudan a estimular el sistema digestivo y promover el movimiento intestinal. Algunas opciones beneficiosas incluyen infusión de manzanilla, infusión de menta y infusión de jengibre.

• **Aceite de oliva o aceite de coco**: El aceite de oliva o el aceite de coco son grasas saludables que puede ayudar a lubricar el tracto digestivo y facilitar el paso de las heces. Se recomienda consumir una cucharada de aceite de coco o de oliva extra virgen en ayunas o agregarlo a las ensaladas y comidas.

• **Probióticos**: Los probióticos son microorganismos beneficiosos que ayudan a equilibrar la flora intestinal y mejorar la salud digestiva. Puedes encontrar probióticos en alimentos como el yogur, el kefir, el chucrut y el kimchi. También puedes considerar tomar suplementos probióticos después de consultar con un profesional de la salud.

• **Frutas deshidratadas**: Las frutas deshidratadas, como las ciruelas pasas y los albaricoques secos, son ricas en fibra y ayudan a aliviar el estreñimiento. Puedes agregarlas a tus cereales, yogures o disfrutarlas como un snack saludable.

• **Jugo de ciruela**: El jugo de ciruela es conocido por su efecto laxante natural y puede ser beneficioso para aliviar el estreñimiento ocasional. Sin embargo, es importante consumirlo con moderación, ya que el exceso de jugo de ciruela puede causar diarrea.

Recuerda que es importante introducir estos alimentos y bebidas de manera gradual en tu dieta y observar cómo reacciona tu cuerpo.

Alimentos y bebidas a limitar o evitar

El estreñimiento es un trastorno digestivo frecuente que afecta a personas de todas las edades y en distintas fases de la vida. Aunque implementar hábitos alimenticios saludables y aumentar la ingesta de fibra son pasos clave para aliviar este problema, también resulta fundamental identificar los alimentos y bebidas que podrían agravar la situación.

Por ello, a continuación, encontrarás una lista detallada de alimentos y bebidas que conviene limitar o evitar si sufres de estreñimiento, para ayudar a tu sistema digestivo a funcionar de manera más eficiente.

• **Alimentos bajos en fibra**: Los alimentos bajos en fibra pueden empeorar el estreñimiento, ya que no proporcionan suficiente volumen y suavidad a las heces. Algunos ejemplos de alimentos bajos en fibra son los alimentos procesados y refinados, como los productos de panadería hechos con harina blanca, los alimentos precocinados, los snacks procesados y los alimentos enlatados.

• **Leche y productos lácteos**: Algunas personas pueden

experimentar estreñimiento debido a la intolerancia a la lactosa. Los productos lácteos, como la leche, el queso y el yogur, pueden causar estreñimiento en estas personas. Si sospechas que eres intolerante a la lactosa, es recomendable limitar o evitar el consumo de lácteos y probar alternativas sin lactosa, como la leche de almendras o la leche de soja.

- **Carnes rojas y alimentos grasos:** Las carnes rojas y los alimentos grasos, como la carne de res, el cerdo y los alimentos fritos, pueden ser difíciles de digerir y ralentizar el tránsito intestinal. Estos alimentos pueden contribuir al estreñimiento y es recomendable reducir su consumo. En su lugar, opta por fuentes de proteínas magras, como pollo, pavo, pescado y legumbres.

- **Alimentos procesados y altos en azúcar:** Los alimentos procesados y altos en azúcar, como los dulces, los refrescos, los cereales azucarados y las galletas, pueden empeorar el estreñimiento. Estos alimentos suelen ser bajos en fibra y altos en grasas saturadas y azúcares refinados, lo que puede afectar la digestión y el tránsito intestinal. Opta por alimentos más naturales y saludables, como frutas frescas, verduras y granos integrales.

- **Bebidas con cafeína:** Las bebidas con cafeína, como el café y el té negro, pueden tener un efecto deshidratante en el cuerpo y afectar la función intestinal. Si eres propenso al estreñimiento, es recomendable limitar o evitar el consumo de estas bebidas y optar por opciones sin cafeína, como la infusión de hierbas o el agua.

- **Plátanos verdes:** Aunque los plátanos son conocidos por ser una buena fuente de potasio y fibra, los plátanos verdes pueden empeorar el estreñimiento. Esto se debe a que contienen altos niveles de almidón resistente, que es más difícil de digerir. Opta por plátanos maduros para ayudar a aliviar el estreñimiento.

- **Bebidas alcohólicas:** El consumo excesivo de alcohol puede deshidratar el cuerpo y afectar la función intestinal. Esto puede conducir al estreñimiento. Limita el consumo de alcohol y asegúrate de mantenerte bien hidratado con agua u otras bebidas saludables.

• **Bebidas carbonatadas**: Las bebidas carbonatadas, como refrescos y bebidas gaseosas, pueden causar hinchazón y malestar abdominal, lo que puede empeorar el estreñimiento en algunas personas. Además, estas bebidas generalmente carecen de nutrientes y pueden reemplazar opciones más saludables, como el agua.

• **Alimentos que causan gases**: Algunos alimentos pueden ser más propensos a causar gases y distensión abdominal, lo que puede empeorar el estreñimiento. Estos alimentos incluyen legumbres como las alubias, lentejas y garbanzos, así como ciertas verduras y frutas como el brócoli, la coliflor, las coles de Bruselas y las manzanas. Si experimentas gases y estreñimiento, es recomendable limitar la ingesta de estos alimentos o buscar métodos de cocción que los hagan más fáciles de digerir, como remojar las legumbres antes de cocinarlas o cocinar las verduras al vapor.

Recuerda que cada persona puede reaccionar de manera diferente a los alimentos y bebidas. Si sospechas que ciertos alimentos pueden estar empeorando tu estreñimiento, es recomendable llevar un registro de tu dieta y síntomas para identificar posibles desencadenantes.

Formas de cocinar y salud

Cocinar de manera saludable es esencial para todas las personas pero adquiere una mayor importancia a partir de los 40 años. A continuación, se presentan diversas técnicas de cocina, junto con sus beneficios y riesgos para la salud:

Formas más saludables de cocinar

• **Vapor**: El método de cocción al vapor es una excelente opción para preservar los nutrientes de los alimentos, ya que no se utilizan grasas adicionales. El vapor ayuda a mantener los alimentos tiernos y jugosos, y es una forma suave de cocinar que no contribuye a la formación de compuestos dañinos.

- **Asado al horno**: El asado al horno es una forma saludable de cocinar, ya que no requiere el uso de aceites añadidos. Puedes asar una variedad de alimentos, como verduras, pescado y pollo, para obtener una comida nutritiva y sabrosa.

- **Salteado ligero**: El salteado ligero implica cocinar los alimentos rápidamente a fuego alto con un poco de aceite saludable, como el aceite de oliva virgen extra de primera presión en frío. Esta técnica permite que los alimentos se cocinen rápidamente, conservando la textura y los nutrientes.

- **Hervido**: El hervido es una forma saludable de cocinar, especialmente para las verduras. Al hervir las verduras, se conservan los nutrientes y se obtiene una textura tierna. Es importante no cocinar en exceso para evitar la pérdida de nutrientes.

- **Horneado**: El horneado es una excelente forma de cocinar alimentos sin la necesidad de añadir aceites adicionales. Puedes hornear pescado, aves, vegetales y granos enteros para obtener platos saludables y deliciosos.

Formas menos saludables de cocinar

- **Fritura**: La fritura implica sumergir los alimentos en aceite caliente, lo cual aumenta la cantidad de grasas saturadas y calorías. Además, la fritura a altas temperaturas genera compuestos dañinos para la salud.

- **Empanado y rebozado**: El empanado y rebozado de alimentos aumenta la cantidad de calorías y grasas en un plato. Los alimentos empanados suelen absorber más aceite durante la cocción, lo que resulta en una comida menos saludable.

- **Salsas y aderezos cremosos**: Las salsas y aderezos cremosos a menudo contienen altas cantidades de grasas saturadas y calorías adicionales. Estas salsas pueden aumentar la inflamación y empeorar los dolores.

- **Parrilla a altas temperaturas**: Cocinar los alimentos a altas temperaturas en la parrilla puede generar compuestos dañinos, como hidrocarburos aromáticos policíclicos y aminas heterocíclicas, que se han relacionado con un mayor riesgo de cáncer. Además, la carne a la parrilla suele generar compuestos inflamatorios.

Recuerda que la forma en que cocines los alimentos puede tener un impacto en su valor nutricional y en cómo afectan a tu cuerpo. Es importante elegir métodos de cocción saludables para maximizar los beneficios de los alimentos y reducir los posibles efectos negativos.

Apoyo para el estreñimiento: Recetas fáciles y deliciosas

Aquí tienes una variedad de recetas rápidas, fáciles, sabrosas y nutritivas para ir corrigiendo el estreñimiento:

Desayunos

1. Avena con semillas de chía y frutas: Prepara un tazón de avena cocida y agrega semillas de chía para aumentar la fibra. Luego, añade frutas ricas en fibra como plátano, fresas o arándanos. Si deseas, puedes endulzar con un poco de miel o jarabe de arce.

2. Yogur con granola y frutos secos: Elige un yogur natural sin azúcar y mézclalo con granola casera o comprada sin azúcar añadida. Agrega un puñado de frutos secos como almendras, nueces o nueces de Brasil, que son ricos en fibra.

3. Batido de espinacas y frutas: Mezcla en una licuadora espinacas frescas, plátano, piña o mango, y un poco de agua o leche vegetal. Obtendrás un batido rico en fibra y nutrientes que puede ayudar con el tránsito intestinal.

4. Pan integral con aguacate y huevo: Tuesta una rebanada de pan integral y úntala con aguacate machacado. Encima, coloca un huevo poché o revuelto. Esta combinación de fibra, grasas saludables y proteínas puede ayudar a regular el tránsito intestinal.

5. Batido de kiwi y espinacas: Mezcla en una licuadora kiwi pelado, espinacas frescas, un poco de yogur griego y agua. Puedes agregar una cucharada de semillas de lino o chía para aumentar aún más la fibra.

6. Tostadas de centeno con puré de judías negras: Unta puré de judías negras en tostadas de pan de centeno. Las judías negras son ricas en fibra y proteínas, lo que ayuda a promover una digestión saludable.

7. Panqueques de avena y plátano: Mezcla avena, plátano maduro, huevos y un poco de leche en una licuadora hasta obtener una masa suave. Cocina los panqueques en una sartén antiadherente y sírvelos con frutas frescas y un poco de miel o jarabe de arce.

8. Tortilla de claras de huevo con espinacas: Bate claras de huevo con espinacas picadas y sazona al gusto. Cocina la tortilla en una sartén antiadherente hasta que esté firme. Acompáñala con una rebanada de pan integral tostado.

9. Smoothie de ciruela y salvado de trigo: Licúa ciruelas deshidratadas, yogur natural, salvado de trigo y un poco de agua hasta obtener una mezcla suave. El salvado de trigo es rico en fibra y puede ayudar a aliviar el estreñimiento.

10. Tostadas de aguacate y huevo: Tuesta una rebanada de pan integral y úntala con aguacate machacado. Cocina un huevo poché o revuelto y colócalo encima del aguacate. Agrega sal, pimienta y un toque de limón para darle más sabor.

11. Batido de papaya y jengibre: Licúa papaya madura cortada en trozos con un poco de jengibre fresco rallado y agua. La papaya es conocida por sus propiedades digestivas y el jengibre puede ayudar a aliviar el estreñimiento.

Almuerzos

1. Ensalada de espinacas y lentejas: Combina espinacas frescas, lentejas cocidas, tomates cherry, pepino y aguacate en un tazón. Aliña con aceite de oliva, jugo de limón y sal. Las espinacas y las lentejas son ricas en fibra.

2. Pollo a la parrilla con vegetales al vapor: Cocina un filete de pollo a la parrilla y sírvelo con una variedad de vegetales al vapor, como brócoli, zanahorias y coliflor. Los vegetales aportan fibra y ayudan a promover el movimiento intestinal.

3. Sopa de verduras: Prepara una sopa de verduras casera con caldo bajo en sodio y una variedad de vegetales como zanahorias, calabacines, apio y espinacas. Agrega una pizca de comino o jengibre para mejorar la digestión.

4. Pescado al horno con quinoa: Hornea un filete de pescado como el salmón o la merluza, y sírvelo con quinoa cocida. La quinoa es una fuente de fibra y el pescado es rico en ácidos grasos omega-3, que también ayudan con el estreñimiento.

5. Tacos de judías negras: Prepara unos deliciosos tacos utilizando tortillas de maíz o trigo integral. Rellénalos con judías negras cocidas y condimentos como cilantro, cebolla picada y salsa de tomate casera. Las judías negras son ricas en fibra y promueven la regularidad intestinal.

6. Ensalada de quinoa y vegetales: Cocina quinoa y déjala enfriar. Luego, mezcla la quinoa con vegetales frescos como pepino, tomate, pimiento y cebolla. Añade un aderezo ligero de limón y aceite de oliva. La quinoa y los vegetales aportan fibra y ayudan a mantener un sistema digestivo saludable.

7. Batido de frutas y linaza: Mezcla en una licuadora frutas ricas en fibra como plátano, pera y bayas con una cucharada de linaza molida. Agrega un poco de agua o leche vegetal para obtener la consistencia deseada. Los batidos de frutas son una excelente manera de aumentar la ingesta de fibra y mantenerse hidratado.

8. Pasta integral con verduras: Cocina pasta integral y combínala con una variedad de vegetales salteados como brócoli, champiñones, espinacas y pimientos. Agrega un poco de aceite de oliva y condimentos de tu elección. La pasta integral contiene más fibra que la pasta regular, lo cual es beneficioso para el estreñimiento.

9. Wraps de pollo y aguacate: Envuelve tortillas de trigo integral con pollo a la parrilla, aguacate en rodajas, lechuga y tomate. Puedes agregar un poco de aderezo bajo en grasa. Los wraps de trigo integral y el aguacate son ricos en fibra y promueven la regularidad intestinal.

10. Sopa de lentejas: Cocina lentejas en caldo de verduras con zanahorias, apio y cebolla. Condimenta con especias como el comino y el pimentón. Las lentejas son una excelente fuente de fibra y ayudan a mantener un sistema digestivo saludable.

11. Ensalada de garbanzos: Mezcla garbanzos cocidos con pepino, tomate, cebolla roja y perejil fresco. Aliña con aceite de oliva, jugo de limón, sal y pimienta. Los garbanzos son ricos en fibra y promueven el movimiento intestinal.

12. Tostadas de aguacate y huevo: Tuesta pan integral y úntalo con aguacate maduro. Agrega un huevo cocido o revuelto encima. El aguacate y el pan integral son fuentes de fibra, mientras que el huevo proporciona proteínas.

13. Arroz integral con verduras al vapor: Cocina arroz integral y sírvelo con una variedad de verduras al vapor como espárragos, coliflor, zanahorias y brócoli. Agrega un poco de aceite de oliva y especias para dar sabor. El arroz integral es rico en fibra y las verduras aportan nutrientes esenciales para la salud digestiva.

14. Smoothie de piña y jengibre: Mezcla piña fresca, espinacas, jengibre rallado y agua en una licuadora hasta obtener una textura suave. El jengibre tiene propiedades digestivas y la piña es una fruta rica en fibra que puede ayudar a aliviar el estreñimiento.

15. Pudín de chía: Mezcla leche vegetal, semillas de chía y un poco de endulzante natural como miel o jarabe de arce. Deja reposar en el refrigerador durante al menos 2 horas, o durante la noche, para que las semillas de chía absorban el líquido y se vuelvan gelatinosas. Puedes agregar frutas frescas o nueces para darle más sabor y textura. Las semillas de chía son una excelente fuente de fibra y ayudan a regular el tránsito intestinal.

16. Frittata de vegetales: Prepara una frittata utilizando claras de huevo y una variedad de vegetales como espinacas, champiñones, tomates y cebolla. Cocina en una sartén hasta que esté firme y dorada. Las claras de huevo son bajas en grasa y ricas en proteínas, mientras que los vegetales aportan fibra y nutrientes esenciales.

Recuerda que la fibra dietética debe ser consumida en conjunto con suficiente líquido para obtener mejores resultados en el alivio del estreñimiento. Además, es importante tener en cuenta las necesidades y restricciones dietéticas individuales.

Meriendas

1. Manzana con mantequilla de almendras: Corta una manzana en rodajas y úntalas con mantequilla de almendras, que es rica en fibra y grasas saludables. Puedes espolvorear un poco de canela para darle más sabor.

2. Palitos de zanahoria con hummus: Corta zanahorias en palitos y sírvelas con hummus casero o comprado. La zanahoria es alta en fibra y el hummus aporta proteínas y grasas saludables.

3. Galletas de avena y pasas: Prepara galletas caseras con avena, pasas y un poco de miel como endulzante. Estas galletas son ricas en fibra y pueden ser una opción saludable para una merienda satisfactoria.

4. Rollitos de pepino y salmón: Corta tiras de pepino y coloca una loncha de salmón ahumado encima. Enrolla los dos ingredientes juntos y asegúralos con un palillo. Esta merienda es baja en calorías y rica en fibra y ácidos grasos omega-3.

5. Yogur con semillas de lino y frutas: Mezcla yogur natural sin azúcar con una cucharada de semillas de lino y añade frutas frescas como pera, manzana o bayas. Las semillas de lino son una excelente fuente de fibra y omega-3.

6. Barritas de avena y frutos secos: Prepara unas barritas caseras con avena, frutos secos picados (como nueces, almendras o pistachos), dátiles y un poco de miel o jarabe de arce para endulzar. Estas barritas son ricas en fibra y nutrientes.

7. Pudín de chía con frutas: Mezcla leche vegetal con semillas de chía y endulza con un poco de miel o jarabe de arce. Deja reposar durante al menos 30 minutos, para que las semillas de chía absorban el líquido y se formen un pudín. Añade frutas frescas por encima.

8. Rollitos de jamón y espárragos: Envuelve espárragos cocidos en lonchas de jamón bajo en grasa. Esta merienda es baja en calorías y rica en fibra y proteínas.

9. Muffins de zanahoria y nueces: Prepara muffins caseros con harina integral, zanahorias ralladas, nueces picadas y un poco de miel como endulzante. Estos muffins son una opción rica en fibra y nutrientes.

10. Palitos de apio con mantequilla de maní: Corta apio en palitos y úntalos con mantequilla de maní natural. El apio es rico en fibra y la mantequilla de maní aporta proteínas y grasas saludables.

11. Batido verde de espinacas y piña: Mezcla en una licuadora espinacas frescas, piña en trozos, un poco de yogur griego y agua. La combinación de fibra de las espinacas y la piña puede ayudar a promover una digestión saludable.

Recuerda que es importante mantener una alimentación equilibrada, beber suficiente agua y llevar un estilo de vida activo para promover una buena salud intestinal.

Cenas

1. Ensalada de remolacha y naranja: Mezcla remolacha rallada, rodajas de naranja, espinacas frescas y nueces en un tazón. Aliña con una vinagreta ligera de limón y aceite de oliva. La remolacha es rica en fibra y las naranjas contienen vitamina C y fibra, lo que ayuda a promover la regularidad intestinal.

2. Sopa de calabaza: Prepara una sopa de calabaza asada con caldo de verduras, calabaza en cubos, cebolla, ajo y especias como el romero o la nuez moscada. Licúa hasta obtener una textura suave. La calabaza es alta en fibra y ayuda a mantener un sistema digestivo saludable.

3. Quiche de espinacas: Prepara una base de masa integral y rellénala con una mezcla de espinacas, claras de huevo, queso bajo en grasa y especias. Hornea hasta que esté firme y dorada. Las espinacas son ricas en fibra y los huevos aportan proteínas.

4. Ensalada de frutas con yogur y granola: Combina una variedad de frutas frescas como manzanas, peras, fresas y piña en un tazón. Agrega yogur natural sin azúcar y espolvorea un poco de granola sobre la parte superior. Las frutas son una buena fuente de fibra y el yogur contiene probióticos que promueven la salud intestinal.

5. Burritos de judías y vegetales: Rellena tortillas de trigo integral con judías negras cocidas, pimientos, cebolla, maíz y espinacas salteadas. Puedes agregar un poco de salsa picante o guacamole para darle más sabor. Las judías y los vegetales son ricos en fibra y promueven la regularidad intestinal.

6. Gazpacho de vegetales: Prepara un refrescante gazpacho con tomates, pepino, pimiento, cebolla y ajo. Licúa todos los ingredientes con un poco de aceite de oliva, vinagre de manzana y sal. El gazpacho es una excelente manera de aumentar la ingesta de fibra y líquidos.

7. Ensalada de quinoa y frutos secos: Mezcla quinoa cocida con frutos secos como nueces, almendras y pasas. Agrega verduras frescas como espinacas o rúcula, y aliña con un aderezo a base de aceite de oliva y vinagre balsámico. La quinoa y los frutos secos son ricos en fibra y nutrientes esenciales.

8. Pollo al horno con puré de batata: Hornea un filete de pollo sazonado con especias y sírvelo con puré de batata. Las batatas son una fuente de fibra y el pollo proporciona proteínas magras.

9. Smoothie verde de espinacas y kiwi: Mezcla espinacas frescas, kiwi pelado, plátano, yogur natural sin azúcar y un poco de agua en una licuadora hasta obtener una consistencia suave. Este smoothie es rico en fibra y nutrientes que promueven la salud digestiva.

10. Sopa de lentejas y verduras: Cocina lentejas con caldo de verduras, zanahorias, apio, cebolla y especias como el comino y el pimentón. Esta sopa es rica en fibra y nutrientes que promueven la salud digestiva.

11. Ensalada de garbanzos y espinacas: Mezcla garbanzos cocidos, espinacas baby, tomates cherry, pepino y aceitunas en un tazón. Aliña con una vinagreta de limón y aceite de oliva. Los garbanzos y las espinacas son ricos en fibra y promueven el movimiento intestinal.

12. Tostadas de aguacate y salmón: Tuesta pan integral y úntalo con aguacate maduro. Agrega algunas lonchas de salmón ahumado y unas hojas de rúcula. El aguacate y el pan integral son fuentes de fibra, mientras que el salmón proporciona ácidos grasos omega-3 que ayudan a mantener un sistema digestivo saludable.

13. Batido de manzana y avena: Mezcla una manzana cortada en trozos, yogur natural sin azúcar, avena y un poco de canela en una licuadora hasta obtener una consistencia suave. La manzana y la avena son fuentes de fibra que ayudan a promover la regularidad intestinal.

14. Ensalada de arroz integral y vegetales asados: Combina arroz integral cocido con vegetales asados como calabacín, berenjena, pimientos y cebolla. Aliña con una vinagreta ligera de limón y aceite de oliva. El arroz integral y los vegetales asados aportan fibra y nutrientes esenciales para una buena salud digestiva.

15. Batido de papaya y linaza: Mezcla trozos de papaya madura, yogur natural sin azúcar, leche de almendras y una cucharada de linaza molida en una licuadora hasta obtener una consistencia suave. La papaya es rica en enzimas digestivas y la linaza es una excelente fuente de fibra que ayuda a regular el tránsito intestinal.

16. Ensalada de col rizada y manzana: Combina hojas de col rizada picadas, manzana en cubos, nueces y queso feta en un tazón. Aliña con una vinagreta de mostaza Dijon y aceite de oliva. La col rizada y la manzana son ricas en fibra y nutrientes que promueven la salud digestiva.

17. Wrap de pollo y vegetales: Envuelve pechuga de pollo a la parrilla, espinacas, zanahorias ralladas y aguacate en una tortilla integral. Puedes agregar un poco de salsa de yogur y mostaza para darle más sabor. Esta opción es alta en fibra y proteínas magras que ayudan a mantener un sistema digestivo saludable.

18. Pudín de avena y chía: Mezcla avena, semillas de chía, leche de almendras sin azúcar y un poco de endulzante natural como miel o jarabe de arce. Deja reposar en el refrigerador durante al menos 4 horas, o durante la noche, para que los ingredientes se mezclen y se vuelvan cremosos. Esta receta es rica en fibra y nutrientes esenciales para una buena digestión.

19. Ensalada de quinoa y vegetales al vapor: Cocina quinoa y sírvela con una variedad de vegetales al vapor como brócoli, zanahorias, calabacín y pimientos. Aliña con un poco de jugo de limón, aceite de oliva y especias. La quinoa y los vegetales aportan fibra y nutrientes que promueven la regularidad intestinal.

Recuerda que es importante aumentar el consumo de líquidos, para favorecer el tránsito intestinal.

ZUMOS Y JUGOS

Los alimentos crudos, también llamados alimentos 'vivos', son una fuente excepcional de vitaminas, minerales, fibra, oligoelementos, enzimas y otros compuestos beneficiosos que protegen nuestra salud. Incorporarlos en la rutina alimentaria no solo ayuda a prevenir enfermedades, sino que también mejora síntomas asociados con diversos trastornos, retrasa el envejecimiento, regula la flora intestinal y aporta energía y vitalidad.

Además de consumir ensaladas, frutas enteras y frutos secos, una de las formas más sencillas y cómodas de garantizar este aporte diario es mediante la preparación de zumos, batidos y jugos caseros. Estas bebidas son una alternativa ideal para quienes no disfrutan de consumir frutas y verduras directamente, ofreciendo una manera deliciosa y nutritiva de integrar estos alimentos esenciales. En un mundo dominado por alimentos ultraprocesados y toxinas, necesitamos más que nunca buenos nutrientes que favorezcan la desintoxicación del organismo y mantengan la salud en equilibrio.

Una práctica común entre muchas personas es utilizar solo frutas para preparar sus zumos y batidos, pasando por alto las extraordinarias propiedades de las verduras y hortalizas. Incorporarlas no solo aporta variedad y mayor valor nutricional, sino que también potencia los beneficios de estas preparaciones, que destacan por sus capacidades antioxidantes, remineralizantes, tonificantes y alcalinizantes. Estas cualidades ayudan a equilibrar el organismo, rejuvenecer las células y mejorar el bienestar general. Además, incluir verduras y hortalizas permite reducir el índice glucémico, aumentar la sensación de saciedad y optimizar los beneficios para la salud.

Es importante destacar que la mayoría de los zumos disponibles en supermercados y tiendas están lejos de ser opciones saludables. Normalmente, estos productos industriales contienen cantidades excesivas de azúcares añadidos, edulcorantes, conservantes y otros aditivos químicos que resultan perjudiciales. Por otro lado, los procesos de pasteurización eliminan gran parte de las vitaminas y enzimas esenciales, y muchas carecen de fibra debido a su alto nivel de refinamiento. En muchos casos, contienen muy poca fruta real, convirtiéndose así en productos altamente procesados y carentes de valor nutricional.

Otro aspecto preocupante es su elevado índice glucémico, capaz de provocar picos de azúcar en la sangre, favorecer el aumento de peso y generar alteraciones metabólicas a largo plazo. Por estas razones, la mejor manera de disfrutar de zumos y batidos saludables es elaborarlos en casa, empleando ingredientes frescos, naturales y de calidad, garantizando así una bebida rica en nutrientes y beneficios reales para nuestro cuerpo.

Para mantener un cuerpo sano y lleno de energía, incorporar la ingesta diaria de zumos frescos de frutas, verduras y hortalizas es una práctica ideal. La amplia variedad de combinaciones posibles no solo proporciona sabor y frescura, sino que también ofrece ventajas específicas para afecciones como la artritis, gracias a nutrientes clave que favorecen el bienestar integral. Convertir esta costumbre en un hábito cotidiano puede transformar tu salud, revitalizarte y mejorar tu calidad de vida. ¡Atrévete a probarlo y siente la diferencia!

Zumos y jugos: Descubre su poder

Incorporar licuados o batidos en tu dieta puede ser una decisión excelente para tu salud. A continuación, se destacan algunos de sus beneficios más relevantes:

- **Cumplimiento de la ingesta recomendada de frutas y verduras**: Los licuados y batidos son una forma práctica y deliciosa de alcanzar las 5 raciones diarias recomendadas de frutas y verduras, asegurando una amplia gama de nutrientes esenciales para nuestro cuerpo.

- **Fácil asimilación y digestión**: Al estar en forma líquida, se digieren con mayor facilidad y permiten la rápida absorción de nutrientes, siendo ideales para personas con sensibilidad o problemas digestivos.

- **Complemento vitamínico y mineral**: Elaborados con frutas y verduras frescas, los licuados y batidos son una excelente fuente de vitaminas y minerales esenciales para el funcionamiento óptimo de nuestro organismo.

- **Depuración y desintoxicación del organismo**: Ingredientes como hojas verdes y antioxidantes naturales favorecen la eliminación de toxinas, promoviendo la salud celular y una limpieza interna efectiva.

- **Equilibrio del pH corporal**: Gracias a alimentos alcalinos, los licuados y batidos ayudan a estabilizar el pH del cuerpo, contribuyendo a prevenir enfermedades y fomentar el bienestar.
- **Reducción de la inflamación**: Ingredientes con propiedades antiinflamatorias como el jengibre, la cúrcuma o las hojas verdes ayudan a combatir la inflamación y cuidar de nuestro bienestar general.

- **Sustitución de una comida completa**: Combinar proteínas, grasas saludables y carbohidratos complejos convierte a los batidos en una opción equilibrada y nutritiva para reemplazar una comida completa, promoviendo saciedad y energía sostenida.

- **Mantenimiento del peso ideal**: Su bajo contenido calórico y alta concentración de nutrientes favorecen una alimentación equilibrada, ayudándote a controlar el apetito y alcanzar tu peso ideal.

- **Mejora la salud y belleza de la piel**: Vitaminas como la A y la C contenidas en los ingredientes frescos contribuyen a una piel radiante, saludable y bien hidratada.

- **Retraso del envejecimiento celular**: Los antioxidantes presentes en los ingredientes combaten el daño oxidativo, ayudando a preservar una apariencia más juvenil y protegiendo las células de nuestro cuerpo.

- **Aporte de energía y vitalidad**: Los licuados y batidos pueden incluir superalimentos que otorgan un impulso de energía duradero, manteniéndote activo y revitalizado durante todo el día.

En conclusión, los licuados y batidos son una opción nutritiva, práctica y versátil para incorporar en tu alimentación. Además de facilitar el consumo diario de frutas y verduras, ofrecen una variedad de beneficios para tu salud y bienestar general, todo ello de una manera deliciosa y fácil de disfrutar.

Diferencias entre los zumos caseros y los comerciales

Hoy en día, resulta complicado distinguir qué alimentos realmente benefician nuestra salud. La variedad en los supermercados es abrumadora, con estantes repletos de opciones atractivas y envases llamativos que prometen ser naturales y saludables. A menudo, la publicidad y el diseño captan nuestra atención, pero ¿estamos comprando auténticas bebidas naturales a base de frutas y/o verduras? ¿Sabes cuáles son las principales diferencias entre un preparado casero y las opciones industriales? ¿Es verdad que los productos envasados son tan nutritivos como aparentan? Si dedicas unos minutos a leer detenidamente sus ingredientes y analizar su composición, podrías llevarte más de una sorpresa.

Hace algunos años, se establecieron regulaciones internacionales para definir los estándares que cada bebida a base de frutas debe cumplir, especificando las características precisas de cada tipo de producto. En las próximas líneas, exploraremos estos aspectos y aclararemos las diferencias esenciales.

Zumo de fruta

Esta bebida se elabora a partir de frutas frescas, refrigeradas o congeladas, sin pasar por procesos de fermentación. Puede incluir la pulpa de la fruta extraída por separado y, en algunos casos, estar compuesta por una mezcla de varias frutas. En su etiqueta debe especificarse la composición en orden decreciente, incluyendo el porcentaje de cada una.

A menudo se somete a tratamientos de esterilización o pasteurización para prolongar su vida útil y evitar la necesidad de refrigeración. Sin embargo, este proceso conlleva una pérdida significativa de nutrientes esenciales, como vitaminas y enzimas. Además, carece de la fibra natural presente en las frutas enteras.

Zumo a partir de concentrados

Se elabora reconstituyendo zumos concentrados mediante la mezcla con agua. Para obtener el concentrado, se extrae el jugo natural de la fruta mediante evaporación u otros procesos físicos. En este punto, pueden añadirse aromas o pulpa de frutas similares para recuperar parte del sabor.

Aunque es una opción extendida, durante su elaboración se pierden enzimas, la mayoría de las vitaminas, parte de los minerales y la fibra que caracteriza a la fruta natural.

Zumo de fruta deshidratado o en polvo

En este caso, se elimina el agua de las frutas para obtener un producto seco en forma de polvo, que posteriormente puede rehidratarse añadiendo agua o comercializarse directamente en esta presentación. Este proceso también implica la pérdida de enzimas, vitaminas, minerales y fibra.

Néctar de fruta

No corresponde a un zumo en sentido estricto, sino a una bebida preparada con concentrado de frutas, agua y azúcares o edulcorantes. Su perfil nutricional es bastante pobre en comparación con las frutas naturales, y habitualmente se le añaden aditivos para mejorar el sabor, el color o garantizar su conservación.

Bebidas con zumo

Estas mezclas combinan diversas frutas, pero el porcentaje real de zumo es muy bajo. En su mayoría, estas bebidas carecen de los nutrientes naturales de la fruta, porque están compuestas principalmente de agua, aromas, colorantes y edulcorantes.

Bebidas de zumo con leche

Aunque incluyen zumo de frutas, este generalmente proviene de concentrados y en cantidades mínimas. Se combinan con leche, agua, aromas y otros ingredientes. Estas bebidas no pueden calificarse como auténticos zumos, y las vitaminas presentes suelen añadirse artificialmente durante el proceso de elaboración para compensar la pérdida de nutrientes en los pasos previos.

Jugos de hortalizas y/o verduras

Elaborados a través de procesos industriales, estos productos obtienen el líquido de verduras y hortalizas mediante métodos de extracción específicos. Pueden incluir adicionados de pulpa o purés de vegetales procesados, además de mezclas de diferentes variedades para crear perfiles más equilibrados o atractivos.

Por lo general, estos jugos están sometidos a tratamientos como la pasteurización o la esterilización, lo que extiende su vida útil y evita la necesidad de refrigeración. Sin embargo, estos procesos suelen reducir la concentración de nutrientes esenciales como vitaminas y fitonutrientes. También carecen de fibra natural, y en algunos casos se añaden conservantes, sal o potenciadores del sabor que alteran su valor nutricional.

Batidos comerciales

Los batidos industriales mezclan frutas, hortalizas y/o verduras en forma de purés o concentrados con agua, leche, bebidas vegetales u otros líquidos. Su textura es más espesa que la de los jugos porque suelen incluir mayor proporción de pulpa o ingredientes ricos en fibra.

Para mejorar su aspecto, sabor y durabilidad, los batidos comerciales pueden contener azúcares añadidos, conservantes, colorantes y aromas que alteran la composición natural del producto. Además, suelen ser sometidos a procesos como la pasteurización o esterilización térmica para garantizar su conservación a temperatura ambiente. Esto también puede impactar los nutrientes originales, afectando su calidad nutricional.

Ventajas generales de los zumos y jugos caseros

Después de descubrir qué contienen realmente los preparados comerciales, resulta evidente que prepararlos en casa tiene muchísimas ventajas. A continuación se presentan las principales:

- **Control total de los ingredientes**: Al preparar nuestros propios zumos, tenemos la certeza de los ingredientes que usamos. Sin aditivos innecesarios, sin conservantes y, sobre todo, sin sorpresas desagradables.

- **Variedad y creatividad**: Podemos elegir nuestras frutas y verduras favoritas, experimentar con combinaciones o aprovechar todo lo que esté de temporada. Esto no solo trae una explosión de sabores diferentes, sino también un aumento en los beneficios nutricionales.

- **Aroma y sabor auténtico**: Los zumos caseros destacan por mantener el aroma y sabor genuino de las frutas y verduras frescas. Nada se compara con disfrutar de un zumo recién hecho, lleno de frescura natural.

- **Retención máxima de nutrientes**: Vitaminas, minerales, enzimas naturales, antioxidantes y otros nutrientes permanecen intactos cuando preparamos los zumos en casa. Esto amplifica los beneficios para nuestra salud de forma significativa.

- **Productos de calidad**: Tenemos la libertad de escoger ingredientes frescos, de temporada y en su mejor punto de maduración. Esto garantiza no solo un sabor óptimo, sino también una calidad nutricional insuperable.

- **Ventajas de los alimentos de temporada**: Consumir frutas y verduras de temporada es una decisión sostenible, saludable y económica. Estas opciones suelen tener más sabor y valor nutricional, además de ser más accesibles para el bolsillo.

- **Personalización total**: Dependiendo del método que usemos (licuadora o batidora), podemos elegir entre un zumo más claro y ligero, o uno más consistente con mayor contenido de fibra. Esto permite adaptarlos a nuestras necesidades.

- **Una opción saludable para los más pequeños**: Los zumos caseros son una excelente forma de incluir frutas y verduras en la dieta de los niños, especialmente si no les gustan. Con creatividad en sabores y presentaciones, se pueden hacer irresistibles para ellos.

En resumen, preparar nuestros propios zumos ofrece muchas ventajas: mayor control sobre los ingredientes, conservación de los nutrientes y adaptación a nuestras preferencias. Además, es una manera sencilla y práctica de fomentar una alimentación saludable para toda la familia.

Posibles efectos adversos

Si padeces **gastritis, colitis, colon irritable, estreñimiento o SIBO,** es fundamental tomar ciertas precauciones al preparar tus licuados o batidos. Estas recomendaciones te permitirán disfrutar de sus beneficios sin agravar tus síntomas:

- **Utiliza una licuadora en lugar de una batidora**: En casos de patologías digestivas, es preferible optar por una licuadora para preparar tus zumos. Esto ayuda a eliminar gran parte de la fibra de los ingredientes, ofreciendo un líquido más suave para el sistema digestivo.

- **Modera la cantidad de fibra**: Aunque la fibra aporta múltiples beneficios, un consumo excesivo puede causar gases, hinchazón abdominal o estreñimiento, especialmente en personas con problemas digestivos. Por eso, es crucial controlar la cantidad de fibra en tus licuados, evitando ingredientes como pulpa de frutas, semillas y cereales integrales.

- **Introduce los zumos de forma gradual**: Si no estás segura/o de cómo reaccionará tu cuerpo a los licuados y batidos, comienza con pequeñas cantidades. Esto te permitirá evaluar su impacto en tu digestión y ajustar las recetas según tu necesidad.

- **Consúmelos preferiblemente con el estómago vacío**: Para favorecer la asimilación de nutrientes y optimizar la digestión, lo ideal es tomar los zumos con el estómago vacío. Esto reduce el riesgo de molestias digestivas y te permite aprovechar mejor sus beneficios.

- **Adapta las recetas según tus necesidades**: Cada organismo es único, y la forma en que reaccionamos a los alimentos puede variar. Por eso, escucha a tu cuerpo, ajusta tus combinaciones de ingredientes y elige aquellos que te sienten mejor.

Cuándo tomar los zumos, batidos y jugos

Existen varias formas de consumir zumos, dependiendo de tus objetivos y rutina diaria. Aquí se presentan tres opciones recomendadas:

- **Por la mañana, en ayunas**: Comienza tu día seleccionando una receta de zumo o jugo y consúmelo antes de ingerir cualquier otro alimento. Tomarlo en ayunas favorece una mejor absorción de los nutrientes y contribuye a estimular el sistema digestivo, preparándolo para el resto del día.

- **Con el estómago vacío, antes de las comidas**: Tomar un zumo o jugo unos 30 minutos antes de las comidas principales es ideal para aprovechar al máximo sus beneficios. Consumirlo con el estómago vacío mejora la digestión y la absorción de los nutrientes, ayudando a optimizar tu bienestar.

- **Ayuno a base de zumos**: Realizar un ayuno de varios días exclusivamente con zumos y jugos puede ayudarte a alcanzar objetivos de salud específicos o depurar el organismo. Selecciona entre 2 y 3 recetas variadas para garantizar una alimentación equilibrada y nutritiva durante el proceso, cuidando siempre las necesidades de tu cuerpo.

Consejos de preparación

Preparar zumos frescos es una manera sencilla y saludable de aprovechar al máximo los nutrientes presentes en frutas y verduras. Si deseas optimizar el proceso y garantizar seguridad, aquí tienes algunas recomendaciones:

- **Prioriza los ingredientes biocultivados**: Siempre que sea posible, selecciona frutas y verduras de origen biológico. Esto asegura un consumo libre de pesticidas y sustancias químicas dañinas, promoviendo una dieta más saludable.

- **Lava bien los ingredientes**: Lava cuidadosamente frutas y hortalizas para eliminar restos de tierra, microorganismos y pesticidas. Además, retira las zonas dañadas o con moho para evitar cualquier tipo de contaminación en el zumo.

- **Corta en trozos pequeños**: Facilita el trabajo de la licuadora cortando los ingredientes en piezas pequeñas. Esto garantiza una textura más homogénea y acelera el proceso de preparación.

- **Adapta ingredientes con bajo contenido de agua**: Frutas y verduras con poca agua, como plátanos y aguacates, suelen necesitar una mezcla previa. Prepara primero el líquido con ingredientes más jugosos y luego agrega las frutas más sólidas utilizando una batidora.

- **Pela ciertas frutas**: Es importante pelar frutas cítricas como naranjas y pomelos, ya que su piel contiene compuestos tóxicos. Sin embargo, deja la parte blanca (albedo), que es rica en nutrientes. También, frutas tropicales como papaya y kiwi deben pelarse al ser cultivadas en regiones con regulaciones menos estrictas sobre sustancias químicas.

- **Retira las pepitas**: Las pepitas de manzana contienen trazas de cianuro y deben eliminarse antes de preparar el zumo. Por el contrario, las semillas de uvas, melón, lima y limón no representan ningún riesgo y pueden incluirse para aprovechar sus propiedades.

- **Aprovecha los tallos y hojas**: En general, las hojas y tallos de los alimentos pueden ser incorporados al zumo, aportando nutrientes extras. Sin embargo, es esencial retirar las hojas de zanahoria y ruibarbo, ya que contienen compuestos tóxicos perjudiciales para la salud.

- **Consume el zumo recién preparado**: Para preservar al máximo los nutrientes y evitar la oxidación, el zumo debe consumirse justo después de prepararlo. Así disfrutarás de todas sus propiedades intactas.

- **Retira hojas amargas de apio**: Las hojas de apio, cuando tienen un sabor amargo, pueden alterar el resultado final. Retíralas antes de incluir el tallo en el zumo para obtener un sabor más equilibrado y agradable.

Recomendaciones generales

Los licuados y batidos son una excelente alternativa saludable, pero para sacar el máximo provecho de ellos es fundamental tener en cuenta ciertos aspectos. A continuación, se comparten algunas recomendaciones clave:

- **Consumo moderado de frutas**: Las frutas son una fuente maravillosa de nutrientes, pero contienen fructosa, el azúcar natural presente en ellas. Consumirlas en exceso puede ser perjudicial para nuestra salud. Por eso, es importante mantener un equilibrio y moderar su consumo a lo largo del día. Además, se recomienda evitar su ingesta durante la noche, ya que el cuerpo podría metabolizarlas de manera menos eficiente.

- **Opta por frutas de temporada**: Las frutas de temporada suelen ser más nutritivas, tienen un sabor mucho más intenso y además son más económicas. Una opción perfecta para sacar el máximo beneficio.

- **Elige combinaciones adecuadas**: No todas las frutas se complementan bien entre sí. Antes de preparar tu licuado o batido, investiga cuáles son las combinaciones más compatibles para lograr un buen equilibrio de sabor y obtener los beneficios nutricionales deseados.

- **Cantidad moderada de ingredientes**: Los mejores licuados o batidos suelen ser los más simples. La sobrecarga de ingredientes o cantidades excesivas puede provocar gases o malestar digestivo. Sigue las recetas recomendadas y procura ser prudente con las cantidades.

- **Incluye hojas verdes o verduras**: Añadir hojas verdes como espinacas, col (kale) o incluso otras verduras como pepino es una excelente manera de reducir el índice glucémico de tu bebida y, al mismo tiempo, obtener un aporte extra de nutrientes esenciales para tu organismo.

- **Endulzantes naturales, pero con moderación**: Disfrutar el sabor natural de los ingredientes es ideal, pero si consideras necesario endulzar tu bebida, recurre a opciones naturales como la miel pura de abeja o la stevia 100% natural. Eso sí, emplea pequeñas cantidades para mantener los valores nutricionales en equilibrio.

- **Mastica incluso los líquidos**: Aunque los licuados son líquidos, tomarte un momento para "masticarlos" favorece la segregación de enzimas digestivas, ayudando a mejorar la absorción de nutrientes y evitando problemas como gases, inflamación o indigestión.

- **Conservación adecuada**: Los licuados y batidos son mejores recién preparados, pero si no puedes consumirlos de inmediato, guárdalos en un recipiente oscuro y hermético en el refrigerador. También puedes congelarlos en porciones individuales para consumirlos más adelante.

- **Hazlo divertido y personalizado**: Para hacer que los batidos sean más atractivos, especialmente para los niños, congélalos en moldes con formas divertidas. Así convertirás una bebida saludable en un momento entretenido y delicioso.

Al preparar y disfrutar de licuados o batidos, estas recomendaciones te ayudarán a sacarles el máximo provecho. Aunque las recetas incluidas en este libro han sido creadas para facilitar una correcta asimilación, no olvides que cada persona es única y algunas opciones podrían no ser ideales para todos.

Experimenta con diferentes combinaciones y ajusta las recetas según tus necesidades, gustos y bienestar personal.

Recetas sugeridas

Jugo de ciruelas pasas, pera y manzana
Ingredientes: 4 ciruelas pasas, remojadas durante la noche. 2 peras sin pelar y 1 manzana mediana cocida sin pelar. Licúa primero las ciruelas con 2 cucharadas de agua. Aparte licúa la manzana y las peras. Luego une ambos jugos y revuelve bien.

Zumo de patata, zanahoria, manzana y perejil
Ingredientes: 1 rodaja de patata, 4 zanahorias, 1 manzana y un puñado de perejil. Cortamos la patata en tiras. Cortamos las zanahorias en trozos de 5 a 7 centímetros de longitud. Cortamos la manzana en rodajas finas, y pasamos todos los ingredientes por la licuadora.

Zumo de plátano, espinacas y avena
Ingredientes: 1 plátano, un puñadito de espinacas, una cucharada de salvado de avena, medio yogur natural desnatado sin azúcar, una cucharada de miel y medio vaso de agua caliente. Bate todos los ingredientes y tómalo inmediatamente.

Zumo de patata con una cucharadita de aceite de oliva y un poco de sal marina diluida. Toma un gran vaso.

Zumo de manzana y pera
Ingredientes: 2 ó 3 manzanas y 1 pera. Corta las manzanas y la pera en rodajas. Pásalas por la licuadora, empezando y terminando con unas rodajas de manzana. Tomado antes de dormir te vendrá muy bien.

Zumo de naranjas, peras y semillas de lino
Ingredientes: 3 naranjas, 2 peras y 1½ cucharada de semillas de lino. Lava las peras, retira las semillas, trocéalas y colócalas en la licuadora junto con el zumo extraído de las naranjas y las semillas de lino. Procesa todo hasta obtener una mezcla bien licuada.

Jugo de ciruelas, limón, linaza y jengibre

Ingredientes: 2 ciruelas pasas, 1 limón, 1 cucharada de linaza, ½ cucharada de jengibre y un poco de agua. Extrae el jugo del limón, ralla el jengibre y hiérvelo junto con las ciruelas pasas durante 5 minutos a fuego lento. Agrega luego el jugo de limón y deja que se enfríe.

Zumo de remolacha, zanahorias, manzana y jengibre
Ingredientes: 1 remolacha, 4 zanahorias, ½ manzana y 1 rodaja de raíz de jengibre de ½ cm. Pasa todos los ingredientes por la licuadora.

Zumo de col o lombarda y apio
Ingredientes: ¼ de col y 3 tallos de apio. Licúa la col y el apio juntos.

Zumo de kiwis y naranjas
Ingredientes: 4 kiwis y 5 naranjas. Coloca los kiwis pelados y troceados en la licuadora. Exprime las naranjas y añade el zumo para procesarlo todo.

Zumo de papaya, pera y jengibre
Ingredientes: 1 papaya, 1 pera y 1 rodaja de raíz de jengibre de ½ cm. Corta la papaya y la pera en trozos y agrégalos a la licuadora. Licúa todos los ingredientes.

Jugo de uva y espinaca
Ingredientes: 1 manojo de espinacas, 1 manojo de uvas y 1 litro de agua. Pasa los ingredientes por la licuadora.

PLANTAS MEDICINALES

Desde tiempos inmemoriales, la humanidad ha recurrido a la naturaleza para encontrar respuestas a sus necesidades. Las plantas medicinales, fieles aliadas en este viaje, han transmitido generosamente su sabiduría para aliviar dolencias y fortalecer nuestra salud. Este conocimiento milenario, cuidadosamente preservado a lo largo del tiempo, encuentra hoy un lugar renovado en el mundo moderno como una opción sana y sostenible frente a los desafíos actuales.

En una sociedad cada vez más consciente de los efectos adversos de algunos tratamientos farmacológicos y del impacto ambiental de diversas prácticas, las plantas medicinales resurgen con renovado protagonismo. Para quienes buscan un estilo de vida equilibrado, respetuoso y alineado con la naturaleza, estos tesoros verdes ofrecen herramientas valiosas. Este renacimiento refleja no solo una expansión del interés por lo ecológico, sino también una evolución hacia el cuidado integral del cuerpo y del planeta.

Lo que hace extraordinarias a estas maravillas naturales es la complejidad de sus compuestos, capaces de brindar propiedades antioxidantes, antiinflamatorias, antibacterianas y antivirales, entre otras. Su potencial abarca desde el alivio de problemas cotidianos, como el insomnio o la digestión lenta, hasta el apoyo en condiciones como el estrés crónico o las afecciones vinculadas al envejecimiento, entre otras muchas.

Más allá de tratar dolencias puntuales, estas especies son también una fuente muy valiosa de micronutrientes esenciales: vitaminas, minerales, fibra y antioxidantes que fortalecen el sistema inmunológico y promueven la salud a largo plazo. Incorporarlas en la dieta o en rituales de cuidado personal es una solución sencilla, sostenible y eficaz tanto para la prevención como para el fortalecimiento del bienestar integral.

El reino vegetal nos regala una sorprendente diversidad: innumerables especies adaptadas a necesidades específicas. Desde una taza de infusión hasta bálsamos, tinturas o aceites esenciales, sus usos son tan amplios como su versatilidad, integrándose fácilmente en cualquier estilo de vida.

Más que remedios, las plantas medicinales nos invitan a reconectar con la naturaleza. Utilizar sus bondades implica respetar los ritmos naturales del entorno y valorar nuestra relación con los recursos que nos ofrece la tierra. Cada hierba o extracto parece un recordatorio palpable de nuestra conexión con el mundo vivo, ayudándonos a retomar ese equilibrio que va más allá de lo físico, alcanzando incluso lo espiritual.

Además de sus múltiples beneficios para la salud, las plantas medicinales destacan por su fácil acceso y su versatilidad. Muchas de ellas crecen de forma abundante en entornos naturales o pueden cultivarse en jardines y huertos domésticos, lo que las convierte en una alternativa asequible y sostenible. En un contexto global marcado por desigualdades económicas, estas aliadas del bienestar representan una opción inclusiva para complementar o, en algunos casos, reemplazar tratamientos costosos.

A lo largo de los siglos, el conocimiento sobre estas plantas ha sido preservado con esmero, transmitido oralmente y a través de escritos. Esta herencia, nacida del respeto por la naturaleza, encuentra hoy respaldo en la ciencia moderna, cuyos estudios avalan los efectos de los compuestos herbales sobre el organismo y arrojan luz sobre su mecanismo de acción. Es una unión potente entre tradición y tecnología, que amplía las posibilidades terapéuticas de estas maravillas.

No obstante, este vasto potencial exige un enfoque responsable. Cada organismo humano es único y, aunque las plantas poseen propiedades terapéuticas probadas, no están exentas de riesgos. Su interacción con fármacos convencionales o su uso incorrecto podría generar efectos adversos. Por ello, resulta fundamental apoyarse en información clara y confiable para garantizar un empleo seguro y efectivo.

Un aspecto especialmente intrigante es la forma en que los componentes dentro de una planta trabajan en conjunto. Los extractos integrales, gracias a esta interacción compleja, suelen generar efectos más equilibrados y completos que los compuestos aislados. Las moléculas presentes interactúan de manera complementaria, maximizando sus beneficios mientras mitigan posibles efectos secundarios. Por otro lado, aislar los principios activos puede proporcionar soluciones más concentradas, pero también podría aumentar el riesgo de efectos adversos en el organismo.

El equilibrio natural de las plantas representa uno de los más grandes tesoros que nos ofrece la biodiversidad. Mientras los extractos integrales destacan por su suavidad y armonía al trabajar en conjunto con los procesos naturales del cuerpo, los compuestos aislados y sintetizados buscan mayor potencia, a menudo a costa de su estabilidad. Las moléculas presentes en las plantas colaboran de forma complementaria, maximizando beneficios y reduciendo posibles efectos secundarios, lo que hace de los remedios naturales una opción íntimamente alineada con nuestras necesidades.

En definitiva, las plantas medicinales son mucho más que herramientas terapéuticas: son un puente entre la sabiduría ancestral y la innovación científica. Nos recuerdan que la salud del cuerpo y del planeta están profundamente conectadas. Al proteger esta herencia, promovemos no solo nuestro bienestar, sino también el de generaciones futuras, renovando el equilibrio entre ser humano y naturaleza.

Información importante

Aunque las plantas tienen un origen natural, no deben considerarse completamente inofensivas. Sus principios activos pueden ocasionar efectos adversos o provocar alergias en ciertas personas.

Consumir una infusión ocasional rara vez genera problemas.

No obstante, el uso excesivo, prolongado o en grandes cantidades puede derivar en molestias, reacciones alérgicas o incluso intoxicaciones.

La tolerancia a los remedios naturales varía según cada persona. Si estás embarazada, en período de lactancia o padeces alguna condición como enfermedades crónicas, alergias, insuficiencia renal o hepática, cáncer, o sigues un tratamiento médico, es fundamental que consultes la sección "**Conoce todo lo necesario sobre las plantas**" antes de utilizarlas. Allí encontrarás información clave sobre riesgos, contraindicaciones e interacciones para decidir de forma responsable.

Pautas para el uso de los remedios herbales

Para obtener resultados óptimos, es recomendable continuar con los remedios hasta la total desaparición de los síntomas. La duración del tratamiento dependerá de factores como la gravedad de la afección, su evolución, tu motivación y otros elementos importantes.

Es crucial tener presente que algunas plantas o remedios de fitoterapia no están diseñados para un uso continuo o prolongado. En estos casos, siempre encontrarás instrucciones claras al respecto.

Además de seguir las pautas de los remedios que verás a continuación, es igualmente importante abordar las causas subyacentes de tus síntomas. Para entender mejor el origen de tu problema de salud, te invito a consultar el capítulo inicial de este libro, en la sección "Causas", donde encontrarás información clave para tratar la raíz de la patología.

Por último, recuerda que la paciencia es esencial. Una dolencia que ha estado presente durante meses o años no puede resolverse en cuestión de días. Persevera y cuida tu bienestar de manera constante.

Medidas

Para garantizar resultados efectivos al preparar infusiones, decocciones y otras recetas a base de plantas, es fundamental respetar las siguientes medidas de dosificación:

- Una cucharada equivale a una cucharada sopera rasa.
- Una cucharadita corresponde a una cucharadita de postre rasa.

Plantas medicinales para el estreñimiento

El estreñimiento puede ser incómodo y limitante, pero las plantas medicinales ofrecen una opción natural y efectiva para aliviar esta condición. Existen numerosas hierbas con propiedades laxantes suaves o reguladoras del tránsito intestinal, y a continuación, se presentan las más destacadas, organizadas en orden alfabético: **achicoria, boldo, cáscara sagrada, diente de león, frángula, hinojo, llantén, malva, malvavisco, regaliz, ruibarbo y sen.**

Recomendaciones de uso: La forma más adecuada de aprovechar sus beneficios es a través de infusiones o decocciones, preferiblemente consumiéndolas al natural y sin añadir azúcar. Si necesitas endulzar la bebida, opta exclusivamente por stevia 100% natural.

Además, puedes alternar entre estas plantas según lo necesites, sin comprometer los resultados. Esto no solo ayuda a respetar los periodos de descanso recomendados, sino que también ofrece variedad para tu bienestar digestivo.

En las siguientes líneas encontrarás información detallada sobre cada planta, junto con sus nombres científicos, para facilitar su identificación, ya que en diferentes regiones y países del mundo algunas de estas hierbas reciben nombres comunes diferentes. ¡Descubre cómo estas aliadas naturales pueden marcar la diferencia en tu calidad de vida!

Achicoria (Cichorium intybus)

Ingredientes: 1 cucharadita de achicoria, 300 ml de agua.

Preparación: Hierve el agua y luego retírala del fuego. Añade la achicoria, tapa y deja reposar durante 10 minutos. Cuela la infusión y tómala antes de dormir.

Boldo (Peumus boldus)

Ingredientes: 2 cucharaditas de hojas secas de boldo, 1 litro de agua.

Preparación: Pon un cazo de agua al fuego y caliéntalo. Antes de que empiece a hervir, añade el boldo y déjalo hervir durante 3 minutos. Retira del fuego, tapa y deja reposar durante otros 2 minutos. Cuela la infusión y bébela. Se recomienda tomar 1 taza, 2 ó 3 veces al día. No se debe tomar boldo durante más de 4 semanas seguidas.

Cáscara sagrada (Rhamnus purshiana)

La cáscara sagrada es eficaz en el estreñimiento crónico, ya que induce los movimientos peristálticos y puede restablecer la acción normal de los intestinos en casos de estreñimiento prolongado.

Ingredientes: 1 cucharada de cáscara sagrada seca y triturada, 1 cucharada de anís verde o hinojo, 300 ml de agua.

Preparación: Hierve la cáscara sagrada junto con el anís verde o hinojo durante 5 minutos. Deja reposar y luego toma 1 taza antes de dormir. Ten en cuenta que debido a la naturaleza extremadamente laxante de la cáscara sagrada, no se debe abusar de ella. Se reco mienda utilizarla en extracto fluido cuando sea posible. Además, es importante usarla con precaución y no tomarla durante más de 2 semanas seguidas, ya que puede provocar dependencia de los intestinos.

Diente de león (Taraxacum officinale)

Ingredientes: 1 ó 2 cucharaditas de diente de león, 1 vaso de agua.

Preparación: Hierve el agua junto con el diente de león durante 1 minuto. Retíralo del fuego, tápalo y déjalo reposar durante 10 minutos. Toma esta infusión 2 veces al día, una por la mañana y otra por la tarde.

Cocción de la raíz: Ingredientes: 100 gramos de raíz de diente de león, 1 litro de agua.

Preparación: Hierve las raíces en el agua durante 10 minutos. Filtra la mezcla y toma 3 tazas al día (desayuno, almuerzo y cena) durante 1 mes.

Frángula (Rhamnus frangula)

La frángula es eficaz en el estreñimiento crónico.

Ingredientes: 1 cucharadita de frángula, 1 taza de agua.

Preparación: Hierve el agua, retírala del fuego y añade la frángula. Tapa y déjala reposar durante 10 minutos. Esta infusión suele surtir efecto entre las 6 y 12 horas después de su consumo, por lo que se recomienda tomarla por la noche para notar sus efectos por la mañana.

Nota: Los tratamientos con frángula no deben superar las 2 semanas de duración, ya que puede causar dependencia. En caso contrario, el estreñimiento puede empeorar en lugar de mejorar.

Hinojo (Foeniculum vulgare)

El hinojo también es útil en casos de estreñimiento infantil.

Ingredientes: 1 cucharada de semillas de hinojo, 1 vaso de agua.

Preparación: Hierve el agua, añade las semillas de hinojo y retírala del fuego. Tapa y deja reposar durante 10 minutos. Cuela la infusión y bebe 1 taza al día.

Llantén (Plantago major)

Esta planta es recomendada para casos de estreñimiento crónico.

Ingredientes: 1 cucharadita de semillas de llantén, 1 litro de agua.

Preparación: Agrega las semillas de llantén al agua y caliéntalo hasta que hierva. Tritura las semillas y déjalas reposar unos minutos. Puedes mezclar la infusión con miel. Tómala 1 ó 2 veces al día junto con una gran cantidad de agua.

Otra forma de prepararlo: Ingredientes: 4 ó 5 hojas troceadas en un litro de agua. Ponlo a hervir durante 10 minutos. Apaga el fuego, déjalo reposar 5 minutos, cuélalo y tómalo. El llantén aumenta el volumen de las heces, facilitando su expulsión.

Es importante destacar que para obtener resultados es imprescindible beber abundante agua, ya que de lo contrario podría ocasionar obstrucciones en el colon.

Malva (Malva sylvestris)

Ingredientes: 2 cucharadas de flores y/o hojas secas de malva, 1 litro de agua.

Preparación: Deja hervir lentamente durante 15 minutos las flores y hojas secas de esta planta. Pasado ese tiempo, retíralo del fuego y déjalo reposar otros 10 minutos. Cuélalo y tómalo. Se recomienda tomar de 2 a 3 tazas al día.

Malvavisco (Althaea officinalis)

Ingredientes: 1 cucharadita de flores o/y hojas secas, 1 taza de agua.

Preparación: Hierve el agua y retírala del fuego. Coloca el malvavisco durante 10 minutos. Toma 2 tazas al día.

Decocción de malvavisco: Ingredientes: 1 ó 2 cucharadas de raíz seca en una taza de agua hirviendo. Deja que se empape durante la noche y a la mañana siguiente cuélalo bien y tómalo: 1 taza al día.

Raíz pulverizada: Hazlo igual que en el caso anterior, pero deberá estar en el agua al menos 1 hora antes de tomar.

Regaliz (Glycyrrhiza glabra)

Ayuda en el funcionamiento del intestino.

Ingredientes: 1 cucharadita de raíz seca, 1 vaso de agua.

Preparación: Hierve el agua y cuando comience a hervir, añade el regaliz y déjalo hervir durante 10 minutos. Retíralo del fuego y déjalo reposar durante 10-15 minutos. Endulza con miel. Toma de 2 a 3 tazas al día.

Ruibarbo (Rheum rhabarbarum)

A altas dosis, actúa como purgante, mientras que a dosis pequeñas tonifica la pared intestinal y ayuda a combatir los gases.

Ingredientes: 1 cucharadita de raíces secas de ruibarbo, 1 vaso de agua.

Preparación: Lleva el agua a ebullición. Retírala del fuego y añade el ruibarbo. Deja reposar durante 10 minutos. Toma 1 taza antes de acostarte.

No se debe tomar durante más de 8 días seguidos.

Advertencia: El ruibarbo tiene muchas contraindicaciones. Consúltalo en la sección "Conoce todo sobre las plantas recomendadas".

Sen (Cassia angustifolia)

Se trata de un laxante más potente que la frángula.

Ingredientes: 1 cucharada de hojas de sen, 1 cucharada de semillas de anís o hinojo, 1 litro de agua.

Preparación: Hierve el agua. Retírala del fuego y añade el sen, el anís o el hinojo. Tapa y deja reposar durante 10 minutos. Cuela y tómalo preferiblemente en ayunas. El resto, después de las comidas.

Otra forma de preparación: Ingredientes: 5 a 7 hojas o frutos y 1 vaso de agua. Ponlo en un cazo y hierve durante 5 minutos. Apártalo del fuego y déjalo reposar otros 5 minutos más. ¡Atención!, porque puede causar retortijones; en tal caso, úsalo sólo en infusión, sin hervirlo.

Tomar esta planta durante un máximo de 8 días seguidos, ya que puede causar dependencia intestinal.

Recetas de fitoterapia

Aunque las plantas mencionadas anteriormente son eficaces cuando se utilizan de manera individual, sus propiedades pueden amplificarse cuando se combinan adecuadamente. A continuación, se presentan algunas combinaciones especialmente efectivas:

Receta de fitoterapia nº 1

Ingredientes: 1/2 cucharada de agracejo, 1/2 cucharada de boldo o diente de león, 1/2 cucharadita de cáscara sagrada, 1/2 cucharadita de regaliz, 1/2 cucharadita de raíz de ruibarbo, jengibre o hinojo (1/2 cucharadita), 300 ml de agua.

Preparación: Toma 1 taza de esta infusión antes de acostarte.

Receta de fitoterapia nº 2

Ingredientes: 1 cucharada de hojas de sen, 1 cucharada de semillas de hinojo, 1 cucharada de flores de manzanilla.

Preparación: Hierve el agua, retírala del fuego y añade el sen, el hinojo y la manzanilla. Tapa y deja reposar durante 10 minutos. (Advertencia: No se recomienda el uso prolongado de este remedio, ya que las hojas de sen pueden causar cólicos intestinales).

Receta de fitoterapia nº 3

Ingredientes: 2 cucharadas de ruibarbo en trozos, 1 cucharada de hojas de sen secas, 1 rama de menta o hierbabuena, 1 cucharada de bicarbonato de sodio, 1 litro de agua.

Preparación: Hierve el agua, retírala del fuego y agrega el ruibarbo, el sen y la menta. Tapa y deja reposar durante 10-15 minutos. Cuela y luego añade el bicarbonato. Toma la mitad por la mañana en ayunas y la otra mitad por la noche, antes de dormir.

Pasos simples para preparar una tintura

Las tinturas, también llamadas extractos botánicos concentrados, son una manera poderosa y eficaz de aprovechar al máximo los beneficios terapéuticos de las plantas medicinales. Gracias a un método de extracción meticuloso, se obtiene la esencia de las plantas en forma de compuestos naturales como fitoquímicos y principios activos, que aportan notables propiedades curativas.

Desde tiempos antiguos, estas soluciones líquidas han sido un pilar de la medicina tradicional debido a su efectividad y versatilidad. Hoy en día, con el creciente interés en la medicina natural y las prácticas herbales, las tinturas han resurgido como una opción moderna para apoyar la salud de manera holística y equilibrada.

Preparar una tintura es un proceso meticuloso pero accesible. Por lo general, consiste en sumergir las partes más ricas de la planta –como raíces, hojas, flores o cortezas– en un solvente como alcohol, agua o glicerina. Durante semanas de maceración, las propiedades activas de la planta se transfieren al líquido, resultando en un concentrado medicinal que captura toda su potencia curativa.

Estas soluciones tienen una ventaja sobresaliente: su practicidad. Con solo unas pocas gotas añadidas a agua, jugo o infusión, es posible disfrutar de sus efectos terapéuticos. Además, su alta concentración no solo permite una rápida absorción, sino que también facilita la personalización precisa de las dosis, adaptándose a las necesidades específicas de cada persona.

Las tinturas representan una conexión sencilla y eficaz con los poderes curativos de la naturaleza, ideales para quienes buscan un apoyo natural para su bienestar diario.

Preparación de la tintura de cáscara sagrada

Ingredientes:
500 gramos de cáscara sagrada troceada, 4 litros de agua destilada y 250 ml de glicerina.

Preparación: Hierve intensamente hasta que el agua cubra justamente la corteza. Luego, cuela y reserva el líquido por separado. Coloca nuevamente la corteza en el recipiente y agrega 2 litros más de agua. Hierve nuevamente hasta que el agua apenas cubra la cáscara. Después, cuela y mezcla los dos líquidos, y hierve a fuego lento hasta que se reduzcan a un cuarto de litro. (La última parte del segundo cocimiento debe hacerse en un doble hervidor). Añade 250 ml de glicerina. Mezcla bien, deja enfriar lo suficiente y embotéllalo.

Dosificación: Se recomienda tomar de ½ cucharadita a 1 cucharadita por la noche, antes de acostarte. Es aconsejable no alterar este sabor amargo, ya que gran parte de su virtud depende precisamente de su amargor.

Conservación: Guarda la tintura en un lugar fresco y oscuro, y verifica siempre la fecha de caducidad (1 año).

Conoce todo lo necesario sobre las plantas recomendadas

En esta sección, profundizaremos en las especies botánicas más recomendadas para el tratamiento de la patología que nos ocupa. Encontrarás información clave sobre sus posibles efectos adversos, contraindicaciones e interacciones, así como detalles completos sobre cada planta. Desde su descripción y hábitat hasta las partes utilizadas, componentes químicos, historia y propiedades terapéuticas, este capítulo está diseñado para llevarte en un fascinante viaje de descubrimiento.

Mi objetivo es ofrecerte una visión integral de estas plantas, ayudándote a comprender su contexto y valorar sus múltiples beneficios. Exploraremos su origen histórico y su relevancia en la medicina tradicional, destacando su papel en el cuidado natural.

Quiero que te conviertas en una persona experta en estas especies, capaz de tomar decisiones informadas en la búsqueda de tu bienestar. ¡Prepárate para ampliar tus conocimientos y descubrir el extraordinario poder curativo de la naturaleza!

Achicoria (Cichorium intybus)

Descripción:
La achicoria es una planta herbácea perenne que pertenece a la familia Asteraceae. Esta planta posee un tallo erecto y ramificado que puede alcanzar una altura de hasta un metro. Sus hojas están dispuestas en forma de roseta basal, son lanceoladas y presentan un marcado nervio central. Las flores de la achicoria son de color azul claro y se agrupan en inflorescencias en forma de cabezuelas.

Hábitat y cultivo:
La achicoria es originaria de Europa, aunque actualmente se encuentra distribuida en muchas partes del mundo. Prefiere crecer en suelos ricos en nutrientes y bien drenados, y puede adaptarse a diferentes condiciones climáticas. Es común encontrarla en prados, bordes de caminos y terrenos baldíos.

Partes utilizadas:
La achicoria se cultiva principalmente por sus raíces, las cuales son utilizadas con diversos fines. Estas raíces se cosechan

en otoño, cuando la planta ha completado su ciclo de crecimiento. También se aprovechan las hojas y las flores, aunque en menor medida.

Componentes:
Esta planta contiene diversos compuestos activos. Entre ellos se encuentran los sesquiterpenos, lactonas sesquiterpénicas, inulina, taninos, flavonoides y ácidos fenólicos. Estas sustancias le confieren propiedades medicinales y beneficios para la salud.

Historia y tradición:
Se remontan a la antigüedad. En el antiguo Egipto, se utilizaba tanto como alimento como para tratar problemas digestivos. En la Edad Media, la achicoria se cultivaba en monasterios y se empleaba como planta medicinal. Además, durante la escasez de café en Europa, se comenzó a utilizar la raíz de la achicoria como sustituto del café, especialmente en tiempos de guerra.

Propiedades terapéuticas:
La achicoria se ha utilizado tradicionalmente como tónico digestivo y hepatoprotector. Se le atribuyen propiedades diuréticas, colagogas y laxantes suaves. Además, se utiliza en casos de trastornos del hígado y la vesícula biliar, como la ictericia y la dispepsia. La inulina presente en la planta también le confiere propiedades prebióticas, promoviendo el crecimiento de bacterias beneficiosas en el intestino.

Curiosidades:
Cabe destacar que sus raíces tostadas y molidas se han utilizado como sustituto del café en algunas regiones. El sabor de esta bebida es similar al del café, pero más suave y con un toque ligeramente amargo. Además, la achicoria también se utiliza como ingrediente en algunas bebidas alcohólicas, como el amargo de Angostura.

Otra curiosidad interesante sobre la achicoria es que sus flores se abren y cierran en respuesta a la luz solar. Durante el día, las flores se abren para atraer a los polinizadores, mientras que por la noche se cierran para proteger el polen y evitar la pérdida de agua.

Efectos adversos o secundarios:
En algunas personas puede causar reacciones alérgicas, especialmente en aquellas que son sensibles a las plantas de la familia Asteraceae. Estas reacciones pueden incluir erupciones cutáneas, picazón o dificultad para respirar. Además, en casos de consumo excesivo, la achicoria puede tener un efecto laxante más pronunciado, lo que podría causar diarrea.

Contraindicaciones:
Se recomienda evitar el consumo de achicoria en mujeres embarazadas o en período de lactancia, ya que no se dispone de suficiente evidencia científica sobre su seguridad en estas situaciones. Asimismo, las personas que padecen obstrucción de las vías biliares o cálculos biliares deben evitar el consumo de achicoria, ya que puede estimular la producción de bilis y empeorar los síntomas.

Interacciones:
Es importante tener en cuenta que la achicoria puede interactuar con ciertos medicamentos utilizados para tratar trastornos de la coagulación, como los anticoagulantes. Esto se debe a que la planta contiene sustancias que podrían aumentar el riesgo de sangrado en combinación con estos medicamentos.

Agracejo (Berberis vulgaris)

Descripción:
El agracejo es un arbusto caducifolio que pertenece a la familia Berberidaceae. Alcanza una altura de aproximadamente 1 a 3 metros y tiene ramas espinosas. Las hojas son pequeñas, ovaladas y dentadas, de color verde intenso, y adquieren un tono rojizo en otoño. Las flores son amarillas y se agrupan en racimos colgantes. Los frutos son bayas de color rojo brillante.

Hábitat y cultivo:
El agracejo es originario de Europa, pero también se encuentra en otras partes del mundo, como Asia y América del Norte. Crece en áreas boscosas, setos y márgenes de caminos. Prefiere suelos ricos y bien drenados, y puede adaptarse a

diferentes condiciones climáticas.

En cuanto al cultivo, el agracejo es una planta resistente que se puede propagar mediante semillas o esquejes. Se recomienda plantarlo a pleno sol o en áreas parcialmente sombreadas. Requiere un riego regular y puede beneficiarse de una poda ligera para mantener su forma y estimular un crecimiento saludable.

Partes utilizadas:
En el caso del agracejo, tanto la corteza como las raíces y las bayas se utilizan con fines medicinales. La corteza y las raíces se secan y se utilizan en forma de polvo, mientras que las bayas se pueden consumir frescas o secan para su posterior uso.

Componentes:
El agracejo contiene diversos componentes químicos, entre los que se destacan los alcaloides, como la berberina, la oxibenzoína, la berbamina y la palmatina. Estos alcaloides son responsables de muchas de las propiedades terapéuticas atribuidas a la planta.

Historia y tradición:
El agracejo ha sido utilizado en la medicina tradicional durante siglos. En la antigua Grecia, se lo consideraba una planta sagrada y se utilizaba para tratar diversas afecciones, como trastornos digestivos y enfermedades de la piel. También ha sido utilizado en la medicina tradicional china y en la medicina ayurvédica de la India.

Propiedades terapéuticas:
El agracejo se ha utilizado tradicionalmente por sus propiedades terapéuticas. Se le atribuyen propiedades antibacterianas, antifúngicas, antiinflamatorias y antioxidantes. Se ha utilizado para tratar trastornos gastrointestinales, como la diarrea y la dispepsia, así como para mejorar la función hepática y estimular el sistema inmunológico.

Además, la berberina presente en el agracejo ha sido objeto de numerosos estudios científicos que han demostrado su eficacia en el tratamiento de diversas condiciones de salud, como la diabetes, la enfermedad cardiovascular y las infecciones bacterianas.

Curiosidades:
El agracejo ha sido utilizado históricamente como tinte natural debido a su capacidad para producir colores amarillos y naranjas intensos.

Las bayas de agracejo tienen un sabor agrio y se han utilizado en la preparación de mermeladas, jaleas y bebidas, como el vino de agracejo.

En algunas culturas, las espinas del agracejo se han utilizado como alfileres o agujas improvisadas.

El agracejo es apreciado por su atractivo ornamental debido a sus flores amarillas y sus frutos rojos vibrantes.

Algunas especies de mariposas utilizan el agracejo como fuente de alimento para sus larvas.

Efectos adversos o secundarios:
Aunque el agracejo es generalmente seguro cuando se usa correctamente, se han reportado algunos efectos adversos en ciertos casos. Estos pueden incluir malestar estomacal, diarrea, náuseas, vómitos y erupciones cutáneas. Además, el consumo excesivo de agracejo o el uso prolongado puede resultar en daño hepático. Si se experimenta alguna reacción negativa, se debe interrumpir el uso y buscar atención médica.

Contraindicaciones:
Existen algunas contraindicaciones y precauciones a tener en cuenta al utilizar el agracejo:

Embarazo y lactancia: Debido a la falta de información suficiente, se recomienda evitar el uso de agracejo durante el embarazo y la lactancia.

Problemas gastrointestinales: Las personas que padecen enfermedades gastrointestinales como úlceras, enfermedad de Crohn o colitis ulcerosa, deben evitar el agracejo debido a su capacidad para estimular la actividad intestinal y posiblemente empeorar los síntomas.

Enfermedades hepáticas: Debido a la posibilidad de daño hepático, las personas con enfermedades de hígado deben evitar el uso de agracejo.

Interacciones:
El agracejo puede interactuar con ciertos fármacos y suplementos. Algunas interacciones conocidas incluyen:

Medicamentos que se metabolizan en el hígado: La berberina presente en el agracejo puede afectar las enzimas hepáticas responsables del metabolismo de ciertos medicamentos, lo que podría alterar su efectividad o aumentar los efectos secundarios. Se recomienda precaución al combinar agracejo con medicamentos que se procesan en el hígado, como algunos antidepresivos, estatinas y anticoagulantes.

Medicamentos para la presión arterial: El agracejo puede tener un efecto hipotensor, por lo que su combinación con medicamentos para la presión arterial baja podría potenciar este efecto y causar una disminución excesiva de la presión arterial.

Boldo (Peumus boldus)

Descripción:
El boldo es un arbusto perenne que pertenece a la familia de las Monimiáceas. Es originario de Sudamérica, específicamente de Chile, y se ha extendido a otras regiones con climas similares. El boldo tiene hojas coriáceas, lanceoladas y de color verde oscuro. Sus flores son pequeñas y amarillas, y produce pequeños frutos redondos de color negro cuando maduran. El boldo se caracteriza por su fuerte aroma y sabor amargo.

Hábitat y cultivo:
El boldo crece de forma silvestre en zonas montañosas de clima mediterráneo y subtropical. Requiere suelos bien drenados y prefiere áreas con exposición al sol. En cuanto a su

cultivo, se puede propagar a través de semillas, aunque también es común reproducirlo mediante esquejes. Es una planta resistente y puede tolerar condiciones de sequía.

Partes utilizadas:
Las partes utilizadas del boldo son principalmente las hojas. Estas se recolectan manualmente y se secan para su posterior uso. Las hojas secas contienen los compuestos beneficiosos que brindan sus propiedades medicinales.

Componentes:
El boldo contiene varios componentes químicos que le confieren sus propiedades terapéuticas. Algunos de los principales componentes incluyen alcaloides (como la boldina), flavonoides, aceites esenciales, taninos y compuestos antioxidantes. Estos compuestos contribuyen a las propiedades medicinales del boldo.

Historia y tradición:
El boldo tiene una larga historia de uso en la medicina tradicional de Sudamérica. Los pueblos indígenas de Chile lo utilizaban para tratar diversos trastornos digestivos, como la indigestión y los cólicos. Además, se considera una planta sagrada en algunas culturas y se ha utilizado en rituales y ceremonias para purificar el cuerpo y el espíritu.

Propiedades terapéuticas:
Se utiliza principalmente por sus propiedades digestivas y hepáticas. Algunos de los beneficios terapéuticos asociados con el boldo incluyen:

Estimula la producción de bilis y ayuda en la digestión de las grasas.

Alivia los trastornos digestivos, como la indigestión, el malestar estomacal y los gases.

Protege y estimula la función hepática, ayudando en la desintoxicación del cuerpo.

Tiene propiedades antioxidantes y antiinflamatorias.

Se utiliza tradicionalmente como un diurético suave y para aliviar los síntomas de la cistitis.

Curiosidades:
El boldo es una planta muy apreciada en la medicina tradicional de América del Sur, y también se utiliza en la preparación de bebidas y licores, como el famoso "pisco sour" en Chile.

En algunos países, como Argentina y Chile, el boldo es considerado un símbolo nacional y se le atribuyen propiedades curativas y protectoras.

En la tradición popular, se dice que el boldo ayuda a aliviar las resacas y los malestares estomacales causados por el consumo excesivo de alcohol.

Efectos adversos o secundarios:
En general, se considera seguro cuando se consume en cantidades moderadas. Sin embargo, algunas personas pueden experimentar efectos adversos, como malestar estomacal, náuseas, vómitos o diarrea.

El consumo excesivo puede causar irritación del estómago y los riñones, y en casos extremos, puede provocar daño hepático.

Algunas personas pueden tener una reacción alérgica al boldo, por lo que se recomienda precaución si se tiene una sensibilidad conocida a plantas de la familia de las Monimiáceas.

Contraindicaciones:
No se recomienda para mujeres embarazadas o en período de lactancia, ya que puede tener efectos estimulantes uterinos y no hay suficiente evidencia sobre su seguridad en estas situaciones.

Aquellos con enfermedades hepáticas o renales graves deben evitar el consumo de boldo, ya que puede agravar estas condiciones.

Las personas con obstrucción de las vías biliares o cálculos biliares deben evitar su consumo, ya que puede aumentar los síntomas o causar complicaciones.

Interacciones:
El boldo puede tener interacciones con algunos fármacos, como los anticoagulantes o antiagregantes plaquetarios, aumentando el riesgo de sangrado. Se debe tener precaución y consultar a tu médico si se está tomando alguno de estos medicamentos.

Debido a su efecto diurético, puede potenciar los efectos de los medicamentos diuréticos, lo que podría llevar a una mayor pérdida de líquidos y electrolitos.

Si se toman medicamentos que son metabolizados por el hígado, como ciertos medicamentos para el colesterol o los anticonceptivos orales, el boldo puede interferir con su metabolismo y disminuir su efectividad.

Cáscara sagrada (Rhamnus purshiana)

Descripción:
La cáscara sagrada es un arbusto de hoja perenne que puede crecer hasta alcanzar los 6 metros de altura. Sus ramas son delgadas y están cubiertas de espinas. Las hojas son lanceoladas y de color verde oscuro brillante. Sin embargo, es su corteza la parte más destacada, ya que es la que se utiliza con fines medicinales.

Hábitat y cultivo:
Se encuentra principalmente en las regiones montañosas del noroeste de América del Norte, especialmente en áreas como Oregón y Washington. Prefiere suelos húmedos y fértiles, y suele crecer en bosques templados y húmedos. En cuanto a su cultivo, se ha llevado a cabo con éxito en diversas partes del mundo, incluyendo Europa, donde se ha adaptado bien en áreas con climas similares.

Partes utilizadas:

La parte utilizada de la cáscara sagrada es su corteza, que se recolecta de árboles maduros. La corteza debe ser procesada y secada antes de ser utilizada con fines medicinales.

Componentes:
Contiene varios componentes activos que le confieren sus propiedades terapéuticas. Entre ellos se encuentran los antraquinonas, como la emodina y la frangulina, que son responsables de su efecto laxante. También contiene taninos, que le otorgan propiedades astringentes.

Historia y tradición:
La cáscara sagrada ha sido utilizada durante siglos por las tribus nativas americanas, como los nativos del noroeste del Pacífico, quienes la consideraban una planta sagrada y la empleaban para tratar trastornos digestivos y como purgante. Los colonizadores europeos aprendieron sobre sus propiedades y comenzaron a utilizarla también con fines medicinales.

Propiedades terapéuticas:
Es conocida por sus propiedades laxantes y purgantes. Los componentes activos presentes en su corteza estimulan el movimiento intestinal y promueven la evacuación. Esta planta se utiliza comúnmente para tratar el estreñimiento ocasional y para regularizar el tránsito intestinal. También se ha utilizado tradicionalmente para aliviar la indigestión y como tónico digestivo.

Es importante destacar que, si bien la cáscara sagrada puede ser efectiva para aliviar el estreñimiento ocasional, su uso prolongado o en dosis excesivas puede causar dependencia y desequilibrios en el sistema digestivo.

Curiosidades:
La cáscara sagrada es originaria de América del Norte, especialmente de las regiones del noroeste de Estados Unidos y Canadá.

Su nombre común, "cáscara sagrada", proviene de la creencia de que esta planta tiene propiedades medicinales sagradas o espirituales.

Durante mucho tiempo, los nativos americanos han utilizado la cáscara sagrada como remedio natural para tratar el estreñimiento y otros problemas digestivos.

La corteza del árbol de cáscara sagrada contiene compuestos llamados antraquinonas, que son responsables de sus propiedades laxantes.

Efectos adversos o secundarios:
Si se consume en dosis altas o durante un período prolongado, la cáscara sagrada puede causar efectos adversos como cólicos, diarrea intensa y desequilibrios electrolíticos.

Algunas personas pueden experimentar malestar estomacal, náuseas o vómitos después de tomar cáscara sagrada.

El uso excesivo o prolongado de la cáscara sagrada puede llevar a la dependencia del laxante, lo que significa que el cuerpo puede volverse dependiente de su uso para tener movimientos intestinales regulares.

Es importante seguir las recomendaciones de dosificación y no exceder la dosis recomendada.

Contraindicaciones:
La cáscara sagrada está contraindicada en personas con afecciones inflamatorias del intestino, como la enfermedad de Crohn o la colitis ulcerosa.

No se recomienda su uso durante el embarazo o la lactancia, ya que no se ha establecido su seguridad en estas etapas.

Las personas que padecen obstrucción intestinal, apendicitis, hemorroides o problemas abdominales graves deben evitar el uso de la cáscara sagrada.

Si estás tomando fármacos como anticoagulantes, antiarrítmicos, diuréticos o corticosteroides, es importante consultar a tu médico antes de utilizar la cáscara sagrada debido a posibles interacciones con fármacos.

Interacciones:
Puede interactuar con ciertos fármacos, como los anticoagulantes, debido a su efecto anticoagulante. Puede aumentar el riesgo de sangrado si se toma junto con estos medicamentos.

También puede interferir con la absorción de medicamentos, como los diuréticos o los medicamentos para la presión arterial, lo que puede reducir su efectividad.

Si estás tomando otros medicamentos, es importante hablar con tu médico o farmacéutico antes de usar la cáscara sagrada para evitar posibles interacciones negativas.

Diente de león (Taraxacum officinale)

Descripción:
El diente de león, cuyo nombre científico es Taraxacum officinale, es una planta herbácea perenne que pertenece a la familia de las asteráceas. Es una planta de tamaño mediano que puede crecer hasta una altura de 30 a 40 centímetros. Tiene hojas dentadas que forman una roseta basal en la base de la planta. Sus flores son de color amarillo brillante y se agrupan en cabezas características que se asemejan a pequeños soles. Después de la floración, las flores dan paso a una cabeza de semillas blancas y esponjosas conocidas como "paracaídas", que se dispersan fácilmente con el viento.

Hábitat y cultivo:
El diente de león es originario de Europa y Asia, pero actualmente se encuentra en todo el mundo. Es una planta muy adaptable que puede crecer en una amplia variedad de hábitats, incluyendo prados, jardines, campos y bordes de carreteras. Se considera una planta invasora en algunos lugares debido a su capacidad para propagarse rápidamente y desplazar a otras especies. En cuanto a su cultivo, el diente de león es una planta resistente que puede crecer en casi cualquier tipo de suelo, siempre y cuando esté bien drenado. También puede crecer tanto a pleno sol como en áreas de sombra parcial.

Partes utilizadas:
En el diente de león, tanto las hojas como las raíces son utilizadas con fines medicinales. Las hojas jóvenes y tiernas se pueden utilizar en ensaladas o cocidas como verduras. Las raíces, por otro lado, se secan y se utilizan para hacer infusiones, extractos y tinturas.

Componentes:
El diente de león contiene una variedad de componentes beneficiosos para la salud. Las hojas contienen vitaminas A, C y K, así como minerales como hierro, calcio y potasio. Las raíces contienen inulina, un tipo de fibra soluble, así como compuestos fenólicos, flavonoides y triterpenoides. Estos compuestos son los responsables de muchas de las propiedades terapéuticas del diente de león.

Historia y tradición:
El diente de león ha sido utilizado en la medicina tradicional durante siglos. Se cree que su uso se remonta a la antigua Grecia y Roma, donde se utilizaba para tratar problemas digestivos y hepáticos. También se ha utilizado en la medicina tradicional china y ayurvédica. Además de sus propiedades medicinales, el diente de león también tiene un lugar en la tradición cultural. Por ejemplo, en algunas culturas europeas, se cree que soplar las semillas del diente de león trae buena suerte o cumple deseos.

Propiedades terapéuticas:
El diente de león tiene una amplia gama de propiedades terapéuticas que lo hacen valioso en la medicina natural. Se ha utilizado tradicionalmente para estimular la digestión, aliviar la hinchazón y el estreñimiento, y promover la salud del hígado y la vesícula biliar. Además, el diente de león tiene propiedades diuréticas, lo que significa que puede ayudar a promover la eliminación de líquidos y toxinas del cuerpo. También se ha utilizado para promover la salud del riñón y mejorar la función renal. Además, esta planta tiene propiedades antioxidantes y antiinflamatorias, lo que lo hace útil en el tratamiento de condiciones inflamatorias como la artritis. Sin embargo, es importante tener en cuenta que esta planta puede interactuar con ciertos fármacos y puede causar reacciones alérgicas en

algunas personas.

Curiosidades:
El diente de león tiene algunas curiosidades interesantes. Una de ellas es su nombre, que proviene del francés "dent de lion", que significa "diente de león" en español. Esto se debe a la forma de sus hojas, que se asemejan a los dientes de un león. Otra curiosidad es que todas las partes del diente de león son comestibles y tienen beneficios para la salud. Desde las flores hasta las raíces, cada parte de la planta puede ser utilizada en la cocina o en la medicina natural. Además, el diente de león es una de las primeras plantas en florecer en primavera y sus flores amarillas brillantes son una señal de que el invierno ha terminado y la temporada de crecimiento está en pleno apogeo.

Efectos adversos o secundarios:
Aunque el diente de león es generalmente seguro para la mayoría de las personas, puede causar algunos efectos adversos o secundarios en algunos casos. Los efectos secundarios más comunes incluyen malestar estomacal, diarrea y reacciones alérgicas en personas sensibles. Además, el diente de león puede tener un efecto diurético, lo que significa que puede aumentar la producción de orina. Esto puede ser beneficioso para algunas personas, pero también puede provocar deshidratación si no se consume suficiente líquido. Además, el consumo excesivo de diente de león puede interferir con ciertos medicamentos, como los diuréticos, por lo que es importante tener precaución al combinarlo con otros tratamientos.

Contraindicaciones:
Aunque el diente de león es considerado seguro para la mayoría de las personas, existen algunas contraindicaciones a tener en cuenta. Las personas que tienen alergia conocida a las plantas de la familia de las asteráceas, como la ambrosía, el crisantemo o la margarita, deben evitar el consumo de diente de león, ya que pueden presentar reacciones alérgicas. Además, las personas que tienen obstrucción de las vías biliares o cálculos biliares deben evitar el consumo de diente de león, ya que puede aumentar la producción de bilis y empeorar estos problemas. Si tienes alguna condición de salud específica, es recomendable consultar a un profesional de la salud antes de

utilizar el diente de león.

Interacciones:
El diente de león puede interactuar con ciertos fármacos, por lo que es importante tener precaución al combinarlo con otros tratamientos. Por ejemplo, el diente de león puede aumentar los efectos de los medicamentos diuréticos, lo que puede provocar una mayor eliminación de líquidos y electrolitos del cuerpo. Además, el diente de león puede interactuar con medicamentos que se metabolizan en el hígado, como los anticoagulantes, los medicamentos para la diabetes y los medicamentos para el colesterol. Esto puede afectar la eficacia y seguridad de estos fármacos. Si estás tomando algún medicamento, es recomendable consultar a tu médico antes de utilizar el diente de león o suplementos que lo contengan. Tu médico podrá evaluar las posibles interacciones y ajustar la dosis o el tratamiento en consecuencia.

Frángula (Rhamnus frangula)

Descripción:
La frángula, conocida científicamente como Rhamnus frangula, es un arbusto perenne que pertenece a la familia de las Rhamnaceae. Esta planta, también llamada aliso negro o canguro, es nativa de Europa, Asia occidental y algunas partes de América del Norte. La frángula tiene una apariencia distintiva, con ramas delgadas, hojas alternas y flores pequeñas y verdosas que se desarrollan en racimos. Al madurar, produce pequeñas bayas de color negro que contienen semillas.

Hábitat y cultivo:
Se encuentra comúnmente en áreas húmedas, como pantanos, márgenes de ríos y bosques húmedos. Prefiere suelos fértiles y bien drenados. En cuanto al cultivo, la frángula se puede propagar a través de semillas o esquejes. Sin embargo, es importante tener en cuenta que en algunas regiones puede considerarse una especie invasora, por lo que su cultivo puede estar restringido.

Partes utilizadas:
Las partes utilizadas de la frángula son principalmente la corteza y las bayas. La corteza, que es la parte más comúnmente empleada, se recolecta de los tallos y ramas del arbusto. Las bayas maduras también se pueden utilizar, aunque en menor medida. Tanto la corteza como las bayas contienen compuestos activos que confieren propiedades medicinales a la planta.

Componentes:
Contiene varios componentes químicos que le confieren sus propiedades terapéuticas. Entre los compuestos más importantes se encuentran los antraquinonas, como la frangulina y la emodina. Estas sustancias son responsables de las propiedades laxantes y purgantes de la planta. Otros componentes incluyen flavonoides, taninos y aceites esenciales en menor cantidad.

Historia y tradición:
La frángula ha sido utilizada en la medicina tradicional europea durante siglos. Se cree que los antiguos egipcios ya conocían sus propiedades laxantes. En Europa, la planta ha sido ampliamente utilizada para tratar el estreñimiento y otros trastornos digestivos. También se ha empleado tradicionalmente como diurético y para aliviar afecciones de la piel. Además, la frángula ha sido utilizada en la fabricación de tintes naturales debido a su capacidad para producir tonos oscuros.

Propiedades terapéuticas:
Es conocida principalmente por su acción laxante y purgante. Los compuestos antraquinónicos presentes en la corteza y las bayas estimulan el movimiento intestinal y promueven la evacuación de los intestinos. Por esta razón, la frángula se utiliza para tratar el estreñimiento ocasional y promover la regularidad intestinal.

Además de sus propiedades laxantes, la frángula también tiene propiedades diuréticas, ayudando a aumentar la producción de orina y favoreciendo la eliminación de toxinas del cuerpo.

Curiosidades:

La frángula es conocida por su nombre común "aliso negro" debido a la similitud de su corteza con la del aliso común.

Aunque se utiliza principalmente con fines medicinales, la frángula también se ha utilizado en la fabricación de tintes naturales, ya que su corteza produce tonos oscuros.

En la antigüedad, los antiguos egipcios ya conocían las propiedades laxantes de la frángula y la utilizaban para este propósito.

La frángula es una planta que se encuentra principalmente en Europa, Asia occidental y algunas partes de América del Norte.

En la medicina tradicional europea, ha sido utilizada durante siglos como un remedio herbal para tratar el estreñimiento y otros problemas digestivos.

Efectos adversos o secundarios:
El uso prolongado o abusivo de esta planta puede causar efectos adversos como diarrea intensa, cólicos y desequilibrios electrolíticos.

Algunas personas pueden experimentar malestar estomacal, náuseas o vómitos después de tomar frángula.

La frángula también puede causar irritación o sensibilidad en el tracto gastrointestinal en algunas personas.

Es importante tener en cuenta que el uso excesivo de la frángula puede llevar a la dependencia de los laxantes, lo que significa que el cuerpo puede volverse dependiente de su uso para tener movimientos intestinales regulares.

Contraindicaciones:
La frángula está contraindicada en casos de obstrucción intestinal, apendicitis, hemorroides o cualquier afección abdominal grave.

No se recomienda su uso durante el embarazo o la lactancia, ya que no se ha establecido su seguridad en estas etapas.

Aquellos que sufren de enfermedades inflamatorias del intestino, como la enfermedad de Crohn o la colitis ulcerosa, deben evitar el uso de la frángula.

Si se está tomando medicamentos como anticoagulantes, diuréticos, antiarrítmicos o corticosteroides, es importante consultar a tu médico antes de usar la frángula debido a posibles interacciones medicamentosas.

Interacciones:
La frángula puede interactuar con ciertos medicamentos, como los anticoagulantes, debido a su efecto anticoagulante. Puede aumentar el riesgo de sangrado si se toma junto con estos medicamentos.

También puede interferir con la absorción de medicamentos, como los diuréticos o los medicamentos para la presión arterial, lo que puede reducir su efectividad.

Si se está tomando otros medicamentos, es importante hablar con tu médico o farmacéutico antes de usar la esta planta para evitar posibles interacciones negativas.

Hierbabuena (Mentha spicata)

Descripción:
La hierbabuena es una planta aromática perteneciente a la familia de las Lamiáceas. Es una planta perenne que crece de forma rastrera o erecta, alcanzando una altura de hasta 60 centímetros. Sus hojas son ovales, dentadas y de color verde intenso, con un característico aroma fresco y mentolado.

Hábitat y cultivo:
La hierbabuena es originaria de Europa y se ha extendido a otras partes del mundo, adaptándose bien a diferentes climas y suelos. Prefiere lugares húmedos y semisombreados para su crecimiento óptimo. Es una planta fácil de cultivar y se puede reproducir a partir de semillas o mediante la división de sus raíces.

Partes utilizadas:
Las partes más utilizadas son sus hojas y tallos. Estas se recolectan antes de que la planta florezca, ya que en este momento su contenido de aceites esenciales es más alto y su sabor más intenso.

Componentes:
La hierbabuena contiene diversos componentes químicos beneficiosos para la salud. Entre ellos se encuentran los aceites esenciales, como el mentol, el carvona y el limoneno, que le confieren su aroma característico. También contiene flavonoides, taninos y ácido rosmarínico, los cuales poseen propiedades antioxidantes y antiinflamatorias.

Historia y tradición:
Ha sido utilizada desde la antigüedad por diferentes culturas. En la medicina tradicional, se le atribuyen propiedades estimulantes, digestivas y carminativas. Además, se ha utilizado como planta aromática en la cocina y en la elaboración de infusiones refrescantes. A lo largo de la historia, la hierbabuena ha sido apreciada por su aroma y sabor, siendo utilizada en la preparación de alimentos, bebidas y productos cosméticos.

Propiedades terapéuticas:
La hierbabuena posee varias propiedades terapéuticas. Se le atribuyen propiedades digestivas, aliviando los síntomas de indigestión, flatulencia y náuseas. También se utiliza para aliviar dolores de cabeza y migrañas, gracias a su efecto refrescante y analgésico. Además, se le atribuyen propiedades expectorantes, ayudando a aliviar la congestión nasal y la tos. El mentol presente en la hierbabuena tiene un efecto refrescante y puede ayudar a aliviar la irritación de la piel y el picor causado por picaduras de insectos.

Curiosidades:
La hierbabuena, también conocida como menta verde o menta de hojas redondas, es una planta aromática perteneciente a la familia de las Lamiáceas.

Se utiliza comúnmente en la cocina para dar sabor y aroma a una amplia variedad de platos, como sopas, ensaladas, postres e infusiones.

La hierbabuena ha sido utilizada desde la antigüedad por sus propiedades medicinales, como aliviar problemas digestivos, calmar dolores de cabeza y reducir el estrés.

Es una planta fácil de cultivar y se puede encontrar en muchas regiones del mundo.

Efectos adversos o secundarios:
Aunque la hierbabuena es generalmente segura para la mayoría de las personas cuando se consume en cantidades moderadas, algunas personas pueden experimentar efectos adversos:

En dosis altas, la hierbabuena puede causar acidez estomacal, ardor de estómago o irritación gastrointestinal.

Algunas personas pueden ser alérgicas a la hierbabuena, lo que puede provocar síntomas como erupciones cutáneas, picazón, hinchazón o dificultad para respirar.

En casos raros, la hierbabuena puede interactuar con ciertos medicamentos y causar efectos secundarios no deseados.

Contraindicaciones:
Aunque la hierbabuena se considera segura en cantidades moderadas, existen algunas contraindicaciones a tener en cuenta:

Las embarazadas deben evitar consumir grandes cantidades de hierbabuena, ya que puede estimular el útero y causar contracciones.

Las personas que sufren de reflujo ácido, úlceras estomacales o enfermedad de reflujo gastroesofágico (ERGE) deben tener precaución al consumir hierbabuena, ya que puede empeorar estos problemas.

Aquellos que tienen alergias conocidas a otras plantas de la familia de las Lamiáceas, como la menta o el romero, pueden tener mayor riesgo de ser alérgicos a la hierbabuena.

Interacciones:
La hierbabuena puede interactuar con ciertos fármacos, por lo que es importante tener precaución si estás tomando algún tratamiento.

Puede aumentar los efectos sedantes de medicamentos como los barbitúricos, los antihistamínicos y los fármacos para la ansiedad o el insomnio.

También puede interferir con la absorción de hierro, por lo que se recomienda separar la ingesta de suplementos de hierro de la hierbabuena.

Si estás tomando medicamentos específicos, como los inhibidores de la enzima convertidora de angiotensina (IECA) o los bloqueadores de los canales de calcio, es recomendable consultar a tu médico antes de consumir hierbabuena, ya que puede haber interacciones.

Hinojo (Foeniculum vulgare)

Descripción:
El hinojo es una planta herbácea perenne perteneciente a la familia de las Apiaceae. Tiene tallos erectos y estriados, que pueden alcanzar una altura de hasta 2 metros. Las hojas son largas y finamente divididas, de color verde brillante. Las flores son pequeñas y amarillas, agrupadas en umbelas. El hinojo produce frutos secos y alargados, que contienen las semillas. Tanto las hojas como las semillas tienen un aroma distintivo y un sabor anisado.

Hábitat y cultivo:
El hinojo es originario de la región del Mediterráneo, pero se cultiva en muchas partes del mundo debido a su valor culinario y medicinal. Prefiere suelos bien drenados y fértiles, y puede crecer en pleno sol o en áreas de sombra parcial. Es resistente a la sequía y puede tolerar temperaturas frías. Se cultiva

fácilmente a partir de semillas y se puede encontrar tanto en jardines como en cultivos comerciales.

Partes utilizadas:
En el hinojo, las partes utilizadas con fines culinarios y medicinales son las semillas, las hojas y los tallos. Las semillas son las más comúnmente utilizadas, ya sea enteras o molidas. Las hojas y los tallos también se pueden utilizar frescos o secos para dar sabor a platos.

Componentes:
Contiene una variedad de componentes beneficiosos para la salud. Las semillas son ricas en aceites esenciales, como el anetol, que le confieren su aroma y sabor característicos. También contienen compuestos fenólicos, flavonoides y fitoquímicos, que tienen propiedades antioxidantes y antiinflamatorias. El hinojo también es una buena fuente de fibra dietética, vitaminas (como la vitamina C y la vitamina B6) y minerales (como el calcio, el hierro y el potasio).

Historia y tradición:
El hinojo tiene una larga historia de uso en la medicina tradicional y la cocina de diferentes culturas. En la medicina ayurvédica de la India, se ha utilizado para tratar problemas digestivos, como la indigestión y los cólicos. En la medicina tradicional china, se ha utilizado para mejorar la digestión, aliviar los gases y promover la lactancia materna. Además, el hinojo ha sido utilizado en la cocina mediterránea desde la antigüedad, tanto por su sabor como por sus propiedades digestivas.

Propiedades terapéuticas:
El hinojo tiene propiedades terapéuticas que lo hacen valioso en la medicina natural. Se ha utilizado para aliviar problemas digestivos, como la indigestión, los cólicos y la flatulencia. También se ha utilizado para tratar afecciones respiratorias, como la tos y el resfriado común, debido a sus propiedades expectorantes y antiespasmódicas. El hinojo también se ha utilizado para estimular el apetito, promover la lactancia materna y aliviar los síntomas del síndrome premenstrual. Además, se ha investigado su potencial para reducir la

inflamación, mejorar la salud ocular y promover la salud cardiovascular. Sin embargo, es importante tener en cuenta que el hinojo puede tener efectos adversos en algunas personas, como alergias.

Curiosidades:
El hinojo tiene algunas curiosidades interesantes asociadas a su historia y uso. En la antigua Grecia, se creía que el hinojo era una planta sagrada y se usaba en ceremonias religiosas. Además, los guerreros griegos y romanos solían masticar las semillas de hinojo para aumentar su fuerza y resistencia. En la Edad Media, se creía que el hinojo tenía poderes mágicos y se utilizaba como talismán para proteger contra el mal de ojo y los hechizos malignos. En la cocina, el hinojo es conocido por su uso en platos tradicionales como el pan de hinojo y el licor de hinojo, que se consume en muchos países mediterráneos.

Efectos adversos o secundarios:
Aunque el hinojo se considera generalmente seguro para la mayoría de las personas cuando se consume en cantidades moderadas, puede causar algunos efectos adversos o secundarios en algunos individuos. Algunas personas pueden experimentar alergias al hinojo, que pueden manifestarse como erupciones cutáneas, picazón o dificultad para respirar. Además, el consumo excesivo de hinojo puede causar malestar estomacal, diarrea o sensación de ardor en el estómago. En casos raros, se han informado reacciones alérgicas graves, como hinchazón de la cara, labios o lengua, que requieren atención médica inmediata.

Contraindicaciones:
Aunque el hinojo es generalmente seguro para la mayoría de las personas, hay algunas contraindicaciones a tener en cuenta. Las mujeres embarazadas deben evitar el consumo de hinojo, ya que puede estimular el útero y provocar contracciones, lo que puede ser peligroso durante el embarazo. También se recomienda precaución en mujeres lactantes, ya que no se sabe con certeza si el consumo de hinojo puede afectar la producción de leche materna. Las personas con trastornos de la coagulación de la sangre o que toman anticoagulantes deben evitar el hinojo, ya que puede aumentar el riesgo de sangrado.

Interacciones:
El hinojo puede interactuar con algunos medicamentos, por lo que es importante tener precaución al combinarlo con otros tratamientos. Por ejemplo, el hinojo puede aumentar los efectos de los medicamentos anticoagulantes, como la warfarina, aumentando el riesgo de sangrado. Además, el hinojo puede interferir con la absorción de ciertos medicamentos, como los inhibidores de la bomba de protones utilizados para tratar la acidez estomacal o los medicamentos para la tiroides. También se ha informado que el hinojo puede tener un efecto estrogénico débil, por lo que las personas que toman terapia hormonal o tienen antecedentes de cáncer relacionado con hormonas deben tener precaución y consultar a su médico antes de usar hinojo o suplementos de hinojo.

Jengibre (Zingiber officinale)

Descripción:
El jengibre es una planta perenne con tallos subterráneos llamados rizomas. Tiene hojas largas y estrechas, y flores amarillas o blancas en forma de cono. El rizoma es la parte más utilizada, y tiene un sabor picante y aromático.

Hábitat y cultivo:
El jengibre es originario de Asia tropical y se cultiva en muchas partes del mundo. Prefiere climas cálidos y húmedos, y se puede cultivar tanto en jardines como en macetas en interiores.

Partes utilizadas:
El rizoma del jengibre es la parte más utilizada. Se recolecta, se pela y se utiliza fresco o seco para su uso culinario y medicinal. También se pueden utilizar las hojas y las flores en ciertas preparaciones.

Componentes:
El jengibre contiene compuestos activos como gingerol, shogaol y zingibereno, que le confieren sus propiedades medicinales. También contiene antioxidantes, vitaminas y

minerales.

El jengibre es una planta perenne originaria de Asia tropical. Ha sido utilizado durante siglos tanto como especia en la cocina como en la medicina tradicional debido a sus múltiples beneficios para la salud.

Historia y tradición:
Esta planta ha sido cultivada y utilizada en Asia desde hace más de 5,000 años. Se cree que su origen se encuentra en la región costera del sur de Asia, específicamente en lo que hoy conocemos como India y China. Desde allí, se ha extendido a diversas partes del mundo y se ha integrado en las tradiciones culinarias y medicinales de muchas culturas.

El jengibre ha sido especialmente valorado en la medicina tradicional asiática, como la medicina ayurvédica y la medicina tradicional china. En estas tradiciones, se considera una planta "caliente" que puede ayudar a equilibrar el cuerpo y tratar una variedad de dolencias. Se ha utilizado para aliviar problemas digestivos, como náuseas, vómitos y malestar estomacal. Además, se ha utilizado como un tónico general para fortalecer el sistema inmunológico y promover la circulación sanguínea.

Propiedades terapéuticas:
El jengibre contiene compuestos bioactivos, como los gingeroles y los shogaoles, que le confieren sus propiedades medicinales. Estos compuestos son los responsables del sabor y aroma característicos del jengibre, pero también tienen efectos beneficiosos en el cuerpo humano.

Una de las propiedades más conocidas del jengibre es su capacidad para aliviar las náuseas y los vómitos. Numerosos estudios han demostrado que el consumo de jengibre puede ser efectivo en el alivio de las náuseas causadas por el embarazo, la quimioterapia o la cirugía. Los compuestos del jengibre actúan en el sistema digestivo, reduciendo la sensación de malestar y mejorando la motilidad intestinal.

Además, el jengibre también se ha utilizado para aliviar el dolor y la inflamación. Se ha demostrado que los gingeroles y los shogaoles tienen propiedades antiinflamatorias y analgésicas, lo que los convierte en una opción natural para el alivio del dolor en condiciones como la artritis, los dolores musculares y las migrañas. Algunos estudios incluso sugieren que el consumo regular de jengibre puede ayudar a reducir la inflamación crónica en el cuerpo.

El jengibre también puede tener efectos positivos en la salud cardiovascular. Se ha sugerido que el consumo regular de jengibre puede ayudar a reducir los niveles de colesterol y triglicéridos en la sangre, así como mejorar la circulación sanguínea. Estos efectos podrían contribuir a la salud del corazón y reducir el riesgo de enfermedades cardiovasculares.

Además de sus propiedades terapéuticas, el jengibre también se utiliza como especia en la cocina debido a su sabor picante y aromático. Se añade a platos salados y dulces, así como a bebidas como la infusión de jengibre. Su versatilidad culinaria lo convierte en un ingrediente popular en muchas culturas y cocinas del mundo.

Curiosidades:

El jengibre, cuyo nombre científico es Zingiber officinale, es una planta originaria de Asia tropical. Ha sido utilizado durante siglos tanto en la cocina como en la medicina tradicional debido a sus propiedades medicinales. Aquí te presentamos algunas curiosidades interesantes sobre el jengibre:

Sabor picante y refrescante: El jengibre tiene un sabor distintivo, con un toque picante y refrescante. Este sabor característico se debe a la presencia de compuestos activos como los gingeroles y los shogaols, que también le confieren sus propiedades medicinales.

Uso ancestral: El jengibre ha sido utilizado en la medicina tradicional china e india desde hace más de 2.000 años. Se ha utilizado para tratar una amplia variedad de afecciones, desde problemas digestivos hasta dolores musculares y resfriados.

Uso culinario: Además de sus propiedades medicinales, el jengibre es una especia muy popular en la cocina. Se utiliza en platos dulces y salados, como curries, postres, infusiones y bebidas refrescantes como el ginger ale.

Efectos adversos o secundarios:
Aunque el jengibre es generalmente seguro para la mayoría de las personas cuando se consume en cantidades moderadas, algunas personas pueden experimentar efectos adversos o secundarios:

Malestar estomacal: En algunas personas, el consumo excesivo de jengibre puede causar malestar estomacal, náuseas, acidez o diarrea. Estos efectos secundarios son generalmente leves y desaparecen por sí solos.

Interferencia con medicamentos: El jengibre puede interactuar con ciertos fármacos, como los anticoagulantes o los antihipertensivos. Se recomienda precaución al combinar el jengibre con estos medicamentos y es importante consultar a tu médico antes de hacerlo.

Reacciones alérgicas: Aunque son raras, algunas personas pueden presentar alergia al jengibre. Esto puede manifestarse como erupciones cutáneas, picazón, hinchazón o dificultad para respirar. Si se experimenta alguna reacción alérgica, se debe buscar atención médica de inmediato.

Contraindicaciones:
Existen contraindicaciones a tener en cuenta al utilizar el jengibre:

Trastornos de coagulación: Debido a su capacidad para inhibir la agregación plaquetaria, se debe tener precaución al consumir jengibre en personas que tienen trastornos de coagulación o que toman medicamentos anticoagulantes. Se recomienda consultar a tu médico antes de usarlo.

Embarazo y lactancia: Aunque se ha utilizado tradicionalmente para tratar las náuseas del embarazo, se recomienda precaución durante el embarazo y la lactancia. Se debe consultar a tu médico antes de usarlo en estas etapas.

Interacciones:
Puede interactuar con ciertos medicamentos y suplementos, por lo que es importante tener precaución al combinarlo con otros tratamientos. Algunas interacciones conocidas incluyen:

Anticoagulantes: Debido a su capacidad para inhibir la agregación plaquetaria, el jengibre puede aumentar el riesgo de sangrado al combinarse con medicamentos anticoagulantes como la warfarina. Se recomienda supervisión médica si se utilizan ambos tratamientos.

Antihipertensivos: Puede tener efectos hipotensores, por lo que podría interactuar con medicamentos para la presión arterial alta. Se debe tener precaución y consultar a tu médico antes de usar jengibre si se están tomando medicamentos para la hipertensión.

Llantén (Plantago major)

Descripción:
Es una planta que suele crecer en áreas de pastizales, prados y bordes de caminos. Tiene una apariencia distintiva con hojas basales en forma de roseta, que son ovaladas y dentadas en los bordes. Las hojas son de color verde intenso y pueden crecer hasta unos 20 centímetros de largo. En cuanto a su floración, el llantén produce espigas de flores pequeñas y blancas que se elevan sobre el follaje.

Hábitat y cultivo:
El llantén es nativo de Europa, pero se ha naturalizado en muchas otras regiones del mundo, incluyendo América del Norte. Es una planta resistente que puede crecer en una amplia variedad de suelos y condiciones climáticas. Se encuentra comúnmente en áreas con suelos húmedos, como prados, jardines y campos cultivados. En términos de cultivo, el llantén se puede propagar fácilmente a partir de semillas o mediante la división de las raíces de plantas maduras.

Partes utilizadas:
En el caso del llantén, las partes utilizadas con fines medicinales son principalmente las hojas y las semillas. Las hojas se recolectan cuando la planta está en pleno crecimiento y se secan para su posterior uso. Las semillas también se recolectan y se pueden utilizar frescas o secas.

Componentes:
Contiene una variedad de componentes activos que le confieren sus propiedades medicinales. Entre estos componentes se encuentran los mucílagos, que son sustancias gelatinosas que ayudan a calmar la irritación y proteger las membranas mucosas. También contiene taninos, flavonoides, ácido salicílico y triterpenoides, que contribuyen a sus efectos terapéuticos.

Historia y tradición:
El uso del llantén con fines medicinales tiene una larga historia que se remonta a la antigüedad. Se han encontrado registros de su uso en la medicina tradicional de varias culturas, incluyendo la griega, romana y china. En Europa, el llantén era conocido como una planta "curalotodo" debido a su amplia gama de aplicaciones terapéuticas.

Propiedades terapéuticas:
Posee diversas propiedades terapéuticas que han sido respaldadas por estudios científicos y la experiencia tradicional. Entre los beneficios potenciales se encuentran sus propiedades antiinflamatorias, antioxidantes, antivirales y antibacterianas. Se ha utilizado para tratar afecciones respiratorias, como la tos y el resfriado común, así como para aliviar la irritación de la piel y promover la cicatrización de heridas. También se ha usado para aliviar problemas digestivos, como la diarrea y la gastritis.

Curiosidades:
El llantén, también conocido como Plantago major, es una planta herbácea perenne que se encuentra comúnmente en regiones templadas de todo el mundo.

Ha sido utilizado durante siglos en la medicina tradicional debido a sus propiedades medicinales.

El llantén posee hojas en forma de roseta basal y tiene una inflorescencia en forma de espiga con pequeñas flores.

Es una planta resistente que puede crecer en diversos tipos de suelos y condiciones climáticas.

Además de sus usos medicinales, el llantén también se utiliza en la cocina como ingrediente en ensaladas y guisos.

Efectos adversos o secundarios:
En general, el llantén se considera seguro para el consumo humano. Sin embargo, algunas personas pueden experimentar efectos secundarios leves, como malestar estomacal, diarrea o alergias cutáneas.

En casos raros, se ha informado de reacciones alérgicas graves, como dificultad para respirar, hinchazón de la cara o la garganta, y erupciones cutáneas graves. Si se experimenta alguno de estos síntomas, se debe buscar atención médica de inmediato.

Contraindicaciones:
Aunque el llantén es generalmente seguro para la mayoría de las personas, existen algunas contraindicaciones a tener en cuenta.

Las mujeres embarazadas o en período de lactancia deben evitar el consumo de llantén, ya que no se han realizado suficientes estudios sobre sus efectos en estos grupos.

Las personas que toman fármacos anticoagulantes o antiplaquetarios deben tener precaución, ya que el llantén puede tener propiedades anticoagulantes y podría aumentar el riesgo de sangrado.

Aquellos con alergias conocidas a plantas de la familia Plantaginaceae deben evitar el llantén, ya que pueden experimentar reacciones alérgicas.

Interacciones:
Es importante tener en cuenta que el llantén puede

interactuar con ciertos medicamentos. Si estás tomando algún medicamento, es recomendable consultar a un profesional de la salud antes de usar suplementos de llantén.

Se ha informado que el llantén puede disminuir la absorción de algunos medicamentos orales, como los antidepresivos tricíclicos y los medicamentos para el corazón.

Además, el llantén puede interactuar con fármacos inmunosupresores, como los corticosteroides, y disminuir su eficacia.

Si estás tomando medicamentos recetados o tienes alguna condición médica, es importante hablar con tu médico antes de usar el llantén para evitar posibles interacciones negativas.

Malva (Malva sylvestris)

Descripción:
La malva (Malva sylvestris) es una planta herbácea perenne perteneciente a la familia de las Malváceas. Tiene un tallo erecto y ramificado que puede alcanzar una altura de hasta 1 metro. Sus hojas son grandes, palmadas y dentadas, con un color verde brillante. Las flores de la malva son en forma de embudo y varían en color, desde el rosa pálido hasta el púrpura intenso. Esta planta es conocida por su belleza y se utiliza tanto en jardines ornamentales como en la medicina tradicional.

Hábitat y cultivo:
La malva es originaria de Europa y se encuentra comúnmente en praderas, bordes de caminos y terrenos baldíos. Se adapta a diferentes tipos de suelos, aunque prefiere aquellos bien drenados y ricos en nutrientes. Esta planta puede crecer en climas templados y cálidos, tolerando tanto el sol directo como la sombra parcial. La malva se propaga fácilmente a través de semillas y también puede ser cultivada a partir de esquejes.

Partes utilizadas:
En la malva, se utilizan principalmente las hojas y las flores con fines medicinales. Las hojas se recolectan cuando la planta

está en pleno crecimiento, mientras que las flores se recolectan cuando están completamente abiertas. Estas partes de la planta se secan y luego se utilizan para preparar infusiones, extractos o ungüentos.

Componentes:
La malva contiene varios componentes bioactivos que le atribuyen sus propiedades terapéuticas. Entre ellos se encuentran los mucílagos, que son sustancias gelatinosas que tienen propiedades emolientes y suavizantes. También contiene flavonoides, antioxidantes y compuestos fenólicos, que pueden tener efectos antiinflamatorios y antioxidantes.

Historia y tradición:
La malva ha sido utilizada durante siglos en la medicina tradicional de diferentes culturas. Se cree que los antiguos egipcios y griegos utilizaban la malva para tratar diversas afecciones, como enfermedades respiratorias, irritaciones cutáneas y problemas digestivos. Además, la malva ha sido considerada una planta sagrada en algunas tradiciones y se le atribuyen propiedades protectoras y mágicas.

Propiedades terapéuticas:
La malva se utiliza en la medicina herbal debido a sus propiedades terapéuticas. Se le atribuyen propiedades antiinflamatorias, emolientes, suavizantes y cicatrizantes. Por lo tanto, se utiliza para tratar afecciones respiratorias como la tos y el resfriado, así como problemas digestivos como la gastritis y la acidez estomacal. También se utiliza tópicamente para aliviar la irritación de la piel, como quemaduras leves, erupciones cutáneas y picaduras de insectos.

Curiosidades:
La malva, también conocida como Malva sylvestris, es una planta herbácea perenne que tiene algunas curiosidades interesantes asociadas a ella. Por ejemplo, la malva ha sido utilizada desde la antigüedad por sus propiedades medicinales y se le atribuían propiedades mágicas y protectoras. Además, esta planta es conocida por su belleza, ya que produce flores vistosas en tonos que van desde el rosa claro hasta el púrpura intenso.

Efectos adversos o secundarios:
Aunque la malva se considera generalmente segura, en casos raros pueden presentarse efectos adversos o secundarios. Algunas personas pueden experimentar reacciones alérgicas al entrar en contacto con la planta o al consumir sus partes. Además, el consumo excesivo de malva puede tener un efecto laxante y provocar diarrea. Es importante destacar que, al igual que con cualquier planta medicinal, es recomendable utilizarla con moderación y consultar a un profesional de la salud si se presentan efectos adversos.

Contraindicaciones:
La malva no presenta contraindicaciones significativas, pero se recomienda precaución en ciertos casos. Por ejemplo, las personas con antecedentes de alergias o sensibilidad a otras plantas de la familia de las Malváceas pueden tener mayor riesgo de desarrollar reacciones alérgicas a la malva. Además, se aconseja evitar el uso de malva durante el embarazo y la lactancia, ya que no se han realizado suficientes estudios para determinar su seguridad en estas etapas.

Interacciones:
La malva no se ha asociado con interacciones significativas con medicamentos o suplementos. Sin embargo, siempre es recomendable consultar a un profesional de la salud si se está tomando algún medicamento o si se tienen condiciones de salud preexistentes antes de utilizar la malva de forma terapéutica. Esto es especialmente relevante si se están tomando anticoagulantes u otros medicamentos que puedan tener interacciones con hierbas o plantas medicinales en general.

Malvavisco (Althaea officinalis)

Descripción:
El malvavisco (Althaea officinalis) es una planta herbácea perenne de la familia de las Malváceas. Tiene un tallo erecto y peludo que puede alcanzar una altura de hasta 1,5 metros. Las hojas son grandes, lobuladas y dentadas, de color verde oscuro. Las flores del malvavisco son grandes y vistosas, con cinco

pétalos en tonos que van desde el blanco hasta el rosa claro o morado. La planta tiene una raíz principal gruesa y carnosa que es utilizada con fines medicinales.

Hábitat y cultivo:
El malvavisco es nativo de Europa y se encuentra comúnmente en áreas húmedas, como los márgenes de ríos y estanques. Prefiere suelos ricos en nutrientes y bien drenados. Aunque es resistente al frío, también puede crecer en climas más cálidos. El malvavisco puede propagarse a través de semillas o mediante la división de la raíz. Es una planta resistente y de fácil cultivo en jardines y huertos.

Partes utilizadas:
La raíz del malvavisco es la parte más utilizada con fines medicinales. Se recolecta en otoño, cuando la planta ha completado su ciclo de crecimiento y las hojas han caído. La raíz se seca y se utiliza para preparar infusiones, extractos y ungüentos. También se pueden utilizar las hojas y las flores, aunque en menor medida.

Componentes:
El malvavisco contiene varios componentes activos que le atribuyen sus propiedades medicinales. Entre ellos se encuentran los mucílagos, sustancias gelatinosas que tienen propiedades emolientes y suavizantes. También contiene flavonoides, taninos, ácidos fenólicos y alantoína, que pueden tener propiedades antiinflamatorias, antioxidantes y cicatrizantes.

Historia y tradición:
El malvavisco ha sido utilizado desde la antigüedad con fines medicinales y culinarios. Los egipcios y los griegos utilizaban el malvavisco para tratar afecciones respiratorias, digestivas y cutáneas. Además, en la tradición popular, se cree que el malvavisco tiene propiedades protectoras y se utiliza para ahuyentar los malos espíritus. También se le atribuyen propiedades afrodisíacas y se ha utilizado en rituales de amor y fertilidad.

Propiedades terapéuticas:

Esta planta se utiliza en la medicina herbal debido a sus propiedades terapéuticas. Se le atribuyen propiedades antiinflamatorias, emolientes, suavizantes y cicatrizantes. Por lo tanto, se utiliza para aliviar la irritación y la inflamación de la garganta, tos, resfriado, bronquitis y problemas digestivos como gastritis y úlceras. También se utiliza tópicamente para aliviar la irritación de la piel, quemaduras leves, picaduras de insectos y heridas.

Curiosidades:
El malvavisco, también conocido como Althaea officinalis, tiene algunas curiosidades interesantes asociadas a él. Por ejemplo, su nombre científico "Althaea" deriva de la palabra griega que significa "cura" o "sanación", lo cual refleja su larga historia de uso medicinal. Además, el malvavisco ha sido utilizado tradicionalmente para hacer malvaviscos, dulces blandos y pegajosos que se crearon originalmente a partir de la raíz de la planta. Estos dulces recibieron su nombre en honor al malvavisco debido a su textura suave y pegajosa.

Efectos adversos o secundarios:
Aunque se considera generalmente seguro, en casos raros pueden presentarse efectos adversos o secundarios. Algunas personas pueden experimentar reacciones alérgicas al entrar en contacto con la planta o al consumir sus partes. Además, el consumo excesivo de malvavisco puede tener un efecto laxante y provocar diarrea. Es importante destacar que, al igual que con cualquier planta medicinal, es recomendable utilizarla con moderación y consultar a un profesional de la salud si se presentan efectos adversos.

Contraindicaciones:
No presenta contraindicaciones significativas, pero se recomienda precaución en ciertos casos. Por ejemplo, las personas con antecedentes de alergias o sensibilidad a otras plantas de la familia de las Malváceas pueden tener mayor riesgo de desarrollar reacciones alérgicas al malvavisco. Además, se aconseja evitar el uso de malvavisco durante el embarazo y la lactancia, ya que no se han realizado suficientes estudios para determinar su seguridad en estas etapas.

Interacciones:
El malvavisco no se ha asociado con interacciones significativas con medicamentos o suplementos. Sin embargo, siempre es recomendable consultar a un profesional de la salud si se está tomando algún medicamento o si se tienen condiciones de salud preexistentes antes de utilizar el malvavisco de forma terapéutica. Esto es especialmente relevante si se están tomando anticoagulantes u otros medicamentos que puedan tener interacciones con hierbas o plantas medicinales en general.

Manzanilla (Matricaria chamomilla)

Descripción:
La manzanilla (Matricaria chamomilla) es una planta herbácea anual que pertenece a la familia de las asteráceas. Tiene un tallo erecto y ramificado que puede alcanzar una altura de hasta 60 centímetros. Las hojas son finamente divididas y de color verde claro. Las flores de la manzanilla son pequeñas y tienen forma de margarita, con un centro amarillo rodeado de pétalos blancos. Al frotar las flores entre los dedos, se desprende un aroma distintivo a manzana.

Hábitat y cultivo:
La manzanilla es nativa de Europa y se encuentra comúnmente en regiones de clima templado. Crece mejor en suelos bien drenados y ricos en nutrientes. Se puede encontrar en prados, campos, bordes de caminos y jardines. La manzanilla es una planta resistente y adaptable, y puede crecer en una amplia gama de condiciones. También se puede cultivar fácilmente a partir de semillas o mediante la división de plantas existentes.

Partes utilizadas:
Las partes utilizadas de la manzanilla son las flores secas. Estas se recolectan cuando están completamente abiertas y se secan al aire para conservar sus propiedades terapéuticas. Las flores secas se utilizan para preparar infusiones, extractos, aceites esenciales y productos cosméticos.

Componentes:
La manzanilla contiene una variedad de componentes que le atribuyen sus propiedades terapéuticas. Entre ellos se encuentran los aceites esenciales, como el bisabolol y el óxido de azuleno, que tienen propiedades antiinflamatorias y calmantes. También contiene flavonoides, como la apigenina, que tienen propiedades antioxidantes y antiinflamatorias. Otros componentes presentes en la manzanilla incluyen ácido cafeico, cumarinas y polifenoles.

Historia y tradición:
La manzanilla ha sido utilizada desde la antigüedad por diversas culturas debido a sus propiedades terapéuticas. Los antiguos egipcios la utilizaban en rituales religiosos y en el cuidado de la piel. También era conocida y utilizada en la medicina tradicional griega y romana. En la tradición popular, la manzanilla se ha asociado con propiedades calmantes y relajantes, y se ha utilizado para aliviar el estrés, la ansiedad y los trastornos del sueño.

Propiedades terapéuticas:
La manzanilla es conocida por sus propiedades terapéuticas y se utiliza en la medicina herbal por sus diversos beneficios para la salud. Se le atribuyen propiedades antiinflamatorias, antioxidantes, antibacterianas, calmantes y digestivas. La manzanilla se utiliza comúnmente para aliviar el malestar estomacal, los cólicos, la indigestión y las náuseas. También se utiliza para aliviar el estrés, la ansiedad y promover la relajación. Además, se ha utilizado tópicamente para aliviar la irritación de la piel, las quemaduras leves y las afecciones cutáneas como la dermatitis y el eccema.

Curiosidades:
La manzanilla es una planta herbácea de la familia de las asteráceas que tiene algunas curiosidades interesantes asociadas a ella. Por ejemplo, su nombre proviene del griego "chamaimelon", que significa "manzana en tierra", debido a su aroma a manzana característico. Además, la manzanilla ha sido utilizada durante siglos en múltiples culturas por sus propiedades terapéuticas, y se considera una de las hierbas más antiguas y populares en la medicina herbal.

Efectos adversos o secundarios:
En general, la manzanilla se considera segura y bien tolerada. Sin embargo, en algunos casos, pueden presentarse efectos adversos o secundarios. Algunas personas pueden experimentar reacciones alérgicas al entrar en contacto con la planta o al consumir productos que contienen manzanilla. Además, el consumo excesivo de manzanilla puede causar molestias estomacales, náuseas o vómitos en algunas personas. Es importante tener en cuenta estos posibles efectos y, en caso de experimentarlos, suspender su uso y consultar a un profesional de la salud.

Contraindicaciones:
A pesar de ser generalmente segura, existen algunas contraindicaciones asociadas al uso de la manzanilla. Por ejemplo, las personas que tienen alergia a otras plantas de la familia de las asteráceas, como la ambrosía o el girasol, pueden tener mayor riesgo de desarrollar reacciones alérgicas a la manzanilla. Además, se recomienda precaución en mujeres embarazadas o en período de lactancia, ya que no se han realizado suficientes estudios para determinar su seguridad en estas etapas.

Interacciones:
En general, la manzanilla no se ha asociado con interacciones significativas con fármacos. Sin embargo, siempre es recomendable consultar a un profesional de la salud si se está tomando algún medicamento o si se tienen condiciones de salud preexistentes antes de utilizar la manzanilla con fines terapéuticos. Algunos estudios sugieren que la manzanilla puede tener efectos anticoagulantes leves, por lo que se debe tener precaución al combinarla con fármacos anticoagulantes o antiplaquetarios.

Menta (Mentha)

Descripción:
La menta, científicamente conocida como Mentha, es un género de plantas herbáceas perennes de la familia de las

Lamiáceas. Existen muchas variedades de menta, pero generalmente se caracterizan por tener tallos cuadrados, hojas opuestas y flores pequeñas agrupadas en inflorescencias.

Hábitat y cultivo:
Es una planta que se encuentra principalmente en regiones de clima templado, aunque algunas especies pueden adaptarse a climas más cálidos. Prefiere suelos húmedos y fértiles, y crece mejor en áreas con buena exposición al sol o sombra parcial. La menta se cultiva fácilmente tanto en jardines como en macetas, y se propaga mediante esquejes o división de raíces.

Partes utilizadas:
Tanto las hojas como las flores son utilizadas con fines medicinales y culinarios. Las hojas suelen ser más aromáticas y se utilizan frescas o secas para hacer infusiones, tés, condimentos y aceites esenciales. Las flores también se utilizan, aunque en menor medida, en la preparación de infusiones y como decoración en platos culinarios.

Componentes:
La menta contiene una variedad de componentes químicos que le confieren sus propiedades aromáticas y terapéuticas. Estos incluyen mentol, mentona, limoneno, carvona y cineol, entre otros compuestos volátiles. Además, contiene flavonoides, antioxidantes y ácidos fenólicos, que contribuyen a sus propiedades medicinales.

Historia y tradición:
Ha sido utilizada desde la antigüedad por diversas culturas en todo el mundo. Se cree que su uso medicinal se remonta a la antigua Grecia y Roma, donde se utilizaba para tratar problemas digestivos y respiratorios. También se empleaba en rituales religiosos y como adorno en coronas y guirnaldas. A lo largo de la historia, la menta ha sido apreciada por su aroma refrescante y propiedades curativas.

Propiedades terapéuticas:
Posee diversas propiedades terapéuticas que la hacen valiosa en la medicina tradicional y alternativa. Entre sus beneficios se incluyen:

- Alivio de problemas digestivos como indigestión, náuseas y dolor abdominal.
- Calmante de dolores de cabeza y migrañas.
- Descongestionante y expectorante en casos de resfriados y congestión nasal.
- Propiedades antimicrobianas y antiinflamatorias.
- Estimulación de la digestión y aumento del apetito.
- Efecto relajante y alivio del estrés y la ansiedad.

Curiosidades:
La menta es ampliamente conocida por su aroma refrescante y su sabor distintivo. Se utiliza en una variedad de productos, como dulces, chicles, caramelos y productos para el cuidado bucal.

Existen muchas variedades de menta, como la menta verde, la menta piperita, la menta de manzana y la menta chocolate, cada una con su propio aroma y sabor característicos.

La menta ha sido utilizada desde la antigüedad no sólo por sus propiedades medicinales, sino también como planta ornamental y como repelente natural de insectos.

Algunas especies de menta, como la menta piperita, contienen altas concentraciones de mentol, lo que les confiere un efecto refrescante y calmante.

La menta se ha utilizado tradicionalmente en la medicina herbal para tratar problemas digestivos, dolores de cabeza, síntomas de resfriado y congestión nasal, entre otros.

Efectos adversos o secundarios:
En general, la menta es segura y bien tolerada por la mayoría de las personas cuando se consume en cantidades normales como parte de la dieta.

Sin embargo, en dosis muy altas o en personas sensibles, la menta puede causar efectos adversos como acidez estomacal, ardor de estómago, irritación del tracto gastrointestinal o reflujo ácido.

Algunas personas pueden experimentar alergias a la menta, lo que puede provocar síntomas como erupciones cutáneas, picazón, hinchazón o dificultad para respirar.

El aceite esencial de menta, cuando se aplica directamente sobre la piel en concentraciones altas, puede causar irritación o sensibilidad cutánea en algunas personas.

Contraindicaciones:
Aunque es generalmente segura, existen algunas contraindicaciones a tener en cuenta:

Las personas que padecen enfermedades gastroesofágicas como enfermedad de reflujo gastroesofágico (ERGE) o úlcera péptica pueden experimentar empeoramiento de los síntomas si consumen menta, debido a su efecto relajante en el esfínter esofágico inferior.

Las personas con trastornos de la vesícula biliar también deben tener precaución, ya que la menta puede estimular la producción de bilis y desencadenar síntomas en algunos casos.

En casos muy raros, la menta piperita puede causar un síndrome de intestino irritable (SII) en personas susceptibles.

Interacciones:
La menta puede interactuar con ciertos medicamentos, por lo que es importante tener precaución y consultar con un profesional de la salud si se están tomando medicamentos específicos.

El mentol presente en la menta puede aumentar la absorción de algunos medicamentos, lo que podría resultar en niveles más altos de los mismos en el cuerpo.

Algunos medicamentos que pueden interactuar con la menta incluyen los bloqueadores de los canales de calcio, los inhibidores de la bomba de protones (IBP) y los anticoagulantes.

Regaliz (Glycyrrhiza glabra)

Descripción:
El regaliz, científicamente conocido como Glycyrrhiza glabra, es una planta perenne que pertenece a la familia de las leguminosas. Tiene un tallo erecto y ramificado, que puede alcanzar una altura de hasta 1 metro. Sus hojas son pinnadas, con folíolos alargados y de color verde brillante. Las flores del regaliz son pequeñas y de color violeta o azul pálido, agrupadas en racimos. La parte más utilizada de la planta es su raíz, la cual es gruesa, fibrosa y de color marrón oscuro.

Hábitat y cultivo:
El regaliz es nativo de regiones cálidas y templadas de Europa y Asia, pero actualmente se cultiva en diversas partes del mundo. Prefiere suelos bien drenados y fértiles, y puede crecer tanto en zonas soleadas como semisombreadas. La planta requiere de un clima con temperaturas moderadas y una buena cantidad de agua para su crecimiento óptimo. El regaliz puede propagarse a través de semillas o mediante división de raíces.

Partes utilizadas:
La parte más utilizada de la planta de regaliz es su raíz, la cual contiene la mayoría de sus componentes beneficiosos. Sin embargo, también se pueden utilizar las hojas y los tallos en menor medida, aunque no son tan comunes. La raíz se recolecta cuando la planta tiene al menos tres años de edad, generalmente en otoño, y se seca para su posterior uso.

Componentes:
La raíz de regaliz contiene una variedad de componentes beneficiosos para la salud. Uno de los principales componentes es la glicirricina, un compuesto que le confiere su sabor dulce característico. También contiene flavonoides, saponinas, cumarinas, aceites esenciales y fitoesteroles. Estos compuestos tienen propiedades antioxidantes, antiinflamatorias, antimicrobianas y antivirales, entre otras.

Historia y tradición:
El regaliz tiene una larga historia de uso en la medicina

tradicional de diversas culturas. Se cree que fue utilizado por primera vez en la antigua Mesopotamia hace más de 4.000 años. Tanto los egipcios como los griegos y los romanos valoraban el regaliz por sus propiedades medicinales y su sabor dulce. En la medicina tradicional china, el regaliz se ha utilizado durante siglos como un tónico para el sistema respiratorio y digestivo. Además, el regaliz también ha sido utilizado en la fabricación de dulces, caramelos y productos de confitería debido a su sabor dulce y característico.

Propiedades terapéuticas:
El regaliz tiene una amplia gama de propiedades terapéuticas que lo hacen valioso en la medicina natural. Se utiliza principalmente como antiinflamatorio, expectorante y digestivo. Se ha utilizado para aliviar afecciones respiratorias, como el resfriado, la tos, la bronquitis y el asma, debido a sus propiedades expectorantes y calmantes para los pulmones. También se utiliza para aliviar problemas digestivos, como la acidez estomacal, la indigestión, las úlceras y los espasmos intestinales. Además, el regaliz se ha utilizado tradicionalmente como un tónico para el hígado, los riñones y las glándulas suprarrenales. Sin embargo, es importante tener en cuenta que, debido a su contenido de glicirricina, el consumo excesivo y prolongado de regaliz puede tener efectos adversos, especialmente en personas con ciertas condiciones de salud, como la hipertensión o la insuficiencia renal. Por lo tanto, es recomendable utilizar el regaliz con precaución y bajo la supervisión de un profesional de la salud.

Curiosidades:
El regaliz, también conocido como Glycyrrhiza glabra, es una planta perenne que ha sido utilizada con diversos propósitos a lo largo de la historia. Una curiosidad interesante sobre el regaliz es su nombre científico, Glycyrrhiza, que proviene del griego y significa "raíz dulce". Esto se debe a que la raíz de regaliz tiene un sabor dulce y se ha utilizado tradicionalmente como edulcorante natural en diversas preparaciones culinarias y productos medicinales. Además, el regaliz también ha sido utilizado en la fabricación de productos de tabaco, como cigarrillos y chicles.

Efectos adversos o secundarios:
Aunque el regaliz se considera seguro cuando se consume en cantidades moderadas, su consumo excesivo puede tener efectos adversos. Uno de los principales componentes del regaliz es la glicirricina, que puede causar retención de líquidos y elevar la presión arterial en algunas personas. Esto puede ser especialmente preocupante para aquellos que ya sufren de hipertensión o problemas cardíacos. Además, el consumo prolongado y excesivo de regaliz puede causar desequilibrios electrolíticos, como la disminución de los niveles de potasio en el cuerpo. También se han reportado casos de daño renal y hormonal en personas que han consumido grandes cantidades de regaliz durante períodos prolongados.

Contraindicaciones:
El regaliz tiene algunas contraindicaciones importantes a tener en cuenta. No se recomienda su consumo en mujeres embarazadas, ya que la glicirricina puede atravesar la placenta y afectar al feto. Tampoco se recomienda su consumo durante la lactancia, ya que algunos componentes del regaliz pueden pasar a la leche materna. Además, las personas que sufren de hipertensión, enfermedades cardíacas, insuficiencia renal, trastornos hormonales o diabetes deben evitar o limitar el consumo de regaliz debido a los posibles efectos adversos.

Interacciones:
El regaliz puede interactuar con ciertos medicamentos y hierbas, lo que puede potenciar o disminuir su efecto. Por ejemplo, el consumo de regaliz puede aumentar los efectos de los medicamentos que se utilizan para tratar la hipertensión, lo que puede llevar a una caída peligrosa de la presión arterial. También puede interactuar con medicamentos anticoagulantes, como la warfarina, y aumentar el riesgo de sangrado. Además, el regaliz puede interferir con algunos medicamentos utilizados para tratar la diabetes, ya que puede afectar los niveles de azúcar en sangre. Por lo tanto, es importante consultar a un profesional de la salud antes de combinar el regaliz con otros medicamentos o hierbas para evitar posibles interacciones.

Ruibarbo (Rheum rhabarbarum)

Descripción:
El ruibarbo es una planta perenne de la familia Polygonaceae. Tiene un tallo grueso y carnoso, generalmente de color rojo o verde, que puede alcanzar una altura de 1 a 2 metros. Sus hojas grandes son acorazonadas y tienen un aspecto rugoso. Las flores del ruibarbo son pequeñas y de color verde, agrupadas en una inflorescencia en forma de panícula.

Hábitat y cultivo:
Es nativo de las regiones montañosas de Asia Central, pero se ha cultivado en diversas partes del mundo por sus usos culinarios y medicinales. Prefiere climas frescos y templados, con inviernos fríos y veranos moderados. Crece mejor en suelos ricos en nutrientes y bien drenados.

Partes utilizadas:
Las partes utilizadas son principalmente los tallos. Las hojas de la planta no son comestibles debido a su alto contenido de ácido oxálico, que puede ser tóxico en grandes cantidades. Por lo tanto, se recomienda evitar consumir las hojas y centrarse en los tallos.

Componentes:
El ruibarbo contiene varios componentes que le confieren sus características particulares. Entre ellos se incluyen compuestos fenólicos, como la quercetina y el ácido gálico. También contiene ácido málico, ácido oxálico y fibra dietética. Estos compuestos son responsables de las propiedades terapéuticas y beneficios para la salud.

Historia y tradición:
Ha sido utilizado durante siglos en la medicina tradicional china. Se cree que su uso medicinal se remonta a más de 2.000 años. Originalmente, se utilizaba principalmente para promover la función gastrointestinal y tratar el estreñimiento. Con el tiempo, su uso se ha extendido a otras aplicaciones terapéuticas.

Propiedades terapéuticas:
El ruibarbo se ha utilizado tradicionalmente como laxante natural debido a su contenido de compuestos como el ácido málico y el ácido oxálico. Estos componentes estimulan el movimiento intestinal y ayudan a aliviar el estreñimiento. Además, se ha estudiado por sus posibles propiedades antioxidantes, antiinflamatorias y antimicrobianas. Sin embargo, es importante tener en cuenta que el ruibarbo debe utilizarse con precaución y bajo la supervisión de un profesional de la salud, ya que un consumo excesivo puede tener efectos adversos.

Curiosidades:
El ruibarbo es ampliamente conocido por su uso en la cocina, especialmente en la preparación de postres y mermeladas. Sus tallos se utilizan para agregar un sabor ácido y ligeramente dulce a las recetas.

Aunque se considera una planta perenne, se cultiva como anual en muchos lugares, ya que sus tallos son más sabrosos cuando son jóvenes y tiernos.

El ruibarbo es una planta resistente y puede ser cultivada en jardines domésticos. Sin embargo, es importante tener en cuenta que lleva tiempo establecer una cosecha saludable, ya que generalmente se recomienda no cosechar los tallos durante los primeros dos años.

Efectos adversos o secundarios:
El consumo excesivo de ruibarbo puede causar efectos adversos. Esto se debe a su contenido de ácido oxálico, el cual puede contribuir a la formación de cálculos renales en personas susceptibles.

Además, el ácido oxálico puede interferir con la absorción de ciertos minerales, como el calcio y el hierro, si se consume en grandes cantidades. Por lo tanto, se recomienda moderar el consumo de ruibarbo, especialmente en personas con antecedentes de problemas renales o cálculos renales.

Contraindicaciones:

El ruibarbo está contraindicado en personas con obstrucción intestinal, colitis ulcerosa, enfermedad de Crohn u otros trastornos gastrointestinales inflamatorios.

También se desaconseja su consumo durante el embarazo y la lactancia, ya que no se han realizado suficientes estudios para evaluar su seguridad en estas etapas.

Las personas que toman ciertos fármacos, como anticoagulantes, antihipertensivos o diuréticos, deben tener precaución al consumir ruibarbo debido a posibles interacciones medicamentosas.

Interacciones:
El ruibarbo puede interactuar con algunos medicamentos. Por ejemplo, el consumo simultáneo de ruibarbo y algunos anticoagulantes como la warfarina puede aumentar el riesgo de sangrado.

También puede haber interacciones con medicamentos diuréticos y antihipertensivos, ya que el ruibarbo tiene propiedades diuréticas y puede potenciar los efectos de estos medicamentos.

Si estás tomando algún fármaco, es importante consultar con un profesional de la salud antes de consumir ruibarbo para asegurarte de que no haya riesgos de interacciones.

Sen (Cassia angustifolia)

Descripción:
El Sen es una planta perenne que pertenece a la familia de las leguminosas y es nativa de las regiones tropicales de África y Arabia. Alcanza una altura de 0.5 a 1 metro y tiene un tallo erecto y ramificado. Sus hojas son verdes, lanceoladas y crecen en pares opuestos. Las flores son pequeñas y de color amarillo pálido, y se agrupan en racimos terminales. El fruto del Sen es una vaina alargada y delgada que contiene semillas de color marrón.

Hábitat y cultivo:
El Sen se cultiva principalmente en regiones tropicales y subtropicales, como India, Sudán, Etiopía y Pakistán. Prefiere suelos bien drenados y fértiles, y requiere una exposición al sol para un crecimiento óptimo. Se propaga mediante semillas que se siembran en primavera. La planta requiere un riego regular pero no excesivo. Se recolecta cuando las hojas adquieren un color verde oscuro, lo cual suele ocurrir después de 8 a 10 semanas de siembra.

Partes utilizadas:
Las partes de la planta Sen que se utilizan con fines medicinales son las hojas y las vainas de los frutos. Las hojas se recolectan y se secan para su posterior uso.

Componentes:
El Sen contiene varios componentes activos, incluyendo senósidos A y B, derivados de las antraquinonas. Estos compuestos son responsables de las propiedades laxantes y estimulantes del Sen. Además, la planta también contiene polisacáridos, aceites esenciales, taninos y flavonoides.

Historia y tradición:
El uso del Sen como planta medicinal tiene una larga historia que se remonta a la antigüedad. Se cree que los antiguos egipcios utilizaban el Sen como laxante, y hay evidencias de su uso en textos médicos hindúes que datan de hace más de 3,000 años. También se menciona en la medicina tradicional árabe y griega. A lo largo de los siglos, el Sen ha sido valorado por sus propiedades purgantes y se ha utilizado para tratar el estreñimiento.

Propiedades terapéuticas:
El Sen es conocido principalmente por sus propiedades laxantes. Los senósidos presentes en la planta estimulan las contracciones intestinales, lo que acelera el tránsito intestinal y alivia el estreñimiento ocasional. Sin embargo, su uso prolongado o en dosis excesivas puede provocar efectos secundarios, como cólicos abdominales y diarrea.

Además de su efecto laxante, el Sen también se ha utilizado

en medicina tradicional para tratar afecciones como fiebre, hemorroides y problemas hepáticos.

Curiosidades:
El Sen ha sido utilizado durante siglos como un laxante natural y se le atribuye su eficacia en el alivio del estreñimiento ocasional.

En algunas culturas, el Sen se ha utilizado en ceremonias religiosas y rituales de purificación.

La planta ha sido objeto de investigación científica debido a sus propiedades medicinales y su potencial como fuente de compuestos bioactivos.

El Sen es una planta importante en la industria farmacéutica y se utiliza como ingrediente en la fabricación de muchos productos laxantes.

Efectos adversos o secundarios:
El uso prolongado o en dosis excesivas de Sen puede causar efectos adversos, como calambres abdominales, diarrea, deshidratación y desequilibrios electrolíticos.

Algunas personas pueden experimentar reacciones alérgicas al Sen, como erupciones cutáneas, picazón o hinchazón.

El uso crónico de Sen como laxante puede llevar a la dependencia y al debilitamiento del músculo intestinal, lo que puede empeorar el estreñimiento a largo plazo.

Contraindicaciones:
Está contraindicado en personas con obstrucción intestinal, apendicitis, enfermedad inflamatoria intestinal, trastornos gastrointestinales graves o dolor abdominal inexplicado.

Las mujeres embarazadas o en período de lactancia deben evitar el uso de Sen, ya que no hay suficiente evidencia científica sobre su seguridad durante estas etapas.

Las personas con enfermedades crónicas, como enfermedad

renal, enfermedad hepática, diabetes o trastornos cardíacos, deben consultar a tu médico antes de tomarla.

Interacciones:
El Sen puede interactuar con ciertos fármacos, como diuréticos, corticosteroides, antiarrítmicos y medicamentos utilizados para tratar enfermedades del corazón, la presión arterial alta y otros trastornos.

También puede disminuir la absorción de medicamentos cuando se toma al mismo tiempo, lo que puede afectar su eficacia.

Si estás tomando algún medicamento, es importante consultar a tu médico o farmacéutico antes de usar Sen para evitar posibles interacciones negativas.

"De mi pasión a tu bienestar"

Gracias por interesarte en este proyecto. Escribir sobre salud natural no es solo mi trabajo: es mi verdadera pasión. Dedico cada día tiempo, investigación y amor para convertir los conocimientos en herramientas prácticas y accesibles que puedan ayudarte a mejorar tu calidad de vida, cuidar tu salud de manera natural y enfrentar tus desafíos con confianza.

Este libro no es simplemente un producto: es un puente entre mi experiencia y tu deseo de transformar tu bienestar. Cada palabra, cada investigación y cada página han sido creadas con el compromiso de proporcionarte contenido útil y transformador, pensado para acompañarte en tu camino hacia una vida más saludable.

Como autora independiente, la venta de estos libros no solo respalda mi labor y misión, sino que también es el principal sustento para mi familia. Tu decisión de adquirir este libro tiene un impacto directo: me permite seguir creando obras accesibles y llenas de valor para personas como tú, que buscan mejorar su vida con soluciones naturales y responsables.

Tu honestidad al comprar y valorar mi trabajo es fundamental para que este proyecto continúe. Espero que este libro te inspire, te guíe y marque una diferencia positiva en tu vida. Gracias por permitirme ser parte de tu bienestar.

NOTA FINAL

Muchas gracias por escoger este libro para acompañarte en tu camino hacia una salud plena. Si la información, los consejos y/o los remedios que aquí comparto te resultan útiles, ¿me harías un gran favor? Dedicar un minuto a dejar tu reseña o valoración (varias estrellas) es una forma increíble de ayudarme a seguir creando contenido valioso y, a la vez, de orientar a otras personas que, como tú, buscan mejorar su salud y bienestar. ¡Mil gracias por formar parte de esta comunidad de bienestar!

Con gratitud,
        Isabel

Nota importante sobre la impresión y el envío:
Todos mis libros en papel son enviados a imprimir y distribuidos exclusivamente por Amazon y sus imprentas asociadas. Si tuvieras algún problema con la calidad de la impresión o con la entrega, por favor, contacta directamente con su servicio de Atención al Cliente para solucionarlo.

Como autora, no tengo control sobre estos procesos, así que te agradecería enormemente que tus reseñas se centrasen únicamente en el "contenido, remedios o información" de esta obra. Algunos lectores dejan valoraciones negativas por cuestiones de envío o encuadernación, desconociendo que, desgraciadamente, escapan totalmente a mi gestión y resolución. ¡Gracias de corazón por tu comprensión!

LIBROS DE LA AUTORA

- **ALERGIAS.** Alimentos, Hierbas y Suplementos
- **ANSIEDAD.** Alimentos y Plantas Medicinales
- **ARTRITIS.** Alimentos y Plantas Medicinales
- **ARTROSIS.** Alimentos y Plantas Medicinales
- **COLESTEROL.** Alimentos y Plantas Medicinales
- **DIABETES.** Alimentos, Hierbas y Suplementos
- **ESTREÑIMIENTO.** Alimentos y Plantas Medicinales
- **FIBROMIALGIA.** Alimentos y Plantas Medicinales
- **GASTRITIS.** Alimentos y Plantas Medicinales
- **HEMORROIDES.** Alimentos y Plantas Medicinales
- **HIPERTENSIÓN.** Alimentos y Plantas Medicinales
- **INSOMNIO.** Alimentos y Plantas Medicinales
- **MENOPAUSIA.** Alimentos y Plantas Medicinales
- **REFLUJO.** Alimentos y Plantas Medicinales
- **SIBO.** Alimentos y Plantas Medicinales
- **VARICES.** Alimentos y Plantas Medicinales

"Raíces que Inspiran: De los Obstáculos a Nuevos Horizontes"

Nacida en 1971, en Gáldar, Gran Canaria, Isabel creció en un entorno cargado de tradición y sabiduría ancestral. Rodeada de los conocimientos de su tierra, aprendió desde pequeña a apreciar el poder sanador de las plantas medicinales, los remedios caseros y la importancia de la alimentación como pilares para cuidar la salud del cuerpo y el alma. Este legado, transmitido de generación en generación, no solo marcó su infancia, sino que encendió en ella una pasión profunda por la medicina natural, una pasión que más tarde se convertiría en el motor de su vida.

El camino, sin embargo, no fue fácil. En su juventud, Isabel se enfrentó a una etapa llena de desafíos: tras separarse, asumió sola la responsabilidad de criar a sus hijas. Eran tiempos complicados, donde la maternidad la empujaba al límite de su fortaleza, pero también alimentaba su determinación de seguir adelante. A pesar de los momentos de incertidumbre, nunca flaqueó. Su fuerza residía en una convicción férrea: mantenerse fiel a sus valores y a su conexión con la salud natural, que siempre había sido su refugio e inspiración.

Lejos de detenerla, las adversidades avivaron su pasión por aprender. Robaba horas al día y a la noche para sumergirse en libros, estudiar plantas medicinales y explorar nuevas formas de sanar. Durante años, dedicó cada momento disponible a estudiar naturopatía, nutrición y terapias complementarias. Todo su esfuerzo no solo ha beneficiado a su familia, sino que ha dejado una huella en las muchas personas que han acudido a ella buscando consejo, confianza y una guía clara para transformar sus vidas.

El verdadero punto de inflexión llegó en los años 90, cuando, decidida a profesionalizar su vocación, se formó como terapeuta en naturopatía y salud alternativa. Esta decisión fue el catalizador que abrió nuevas puertas y multiplicó su impacto. Su conocimiento, junto con su pasión genuina, la impulsó a ayudar a un mayor número de personas; cada historia de sanación reforzaba su propósito, mientras reconstruía su vida desde su pasión por ayudar.

Pero su espíritu inquieto aún deseaba más. En 2017, impulsada por el deseo de inspirar y guiar desde la distancia, dio un paso audaz: comenzó a escribir con el propósito de compartir todo lo que había aprendido. Sus libros, nacidos desde la experiencia y redactados con un lenguaje auténtico y cercano, no solo transmiten conocimientos, sino que también empoderan a quienes buscan vivir con más salud y equilibrio. Cada página refleja su calidez, ofreciendo recetas, consejos y alternativas naturales que invitan a sus lectores a una transformación desde lo más esencial.

Hoy, las obras de Isabel han tocado la vida de muchas de personas, especialmente aquellas que enfrentan incertidumbre sobre su salud o buscan reconectar con un estilo de vida más consciente. Su historia es un recordatorio de que, incluso en las pruebas más difíciles, es posible encontrar un propósito mayor. Su resiliencia y constancia han hecho posible no solo transformar su propia vida, sino también iluminar el camino para quienes buscan bienestar en la conexión entre lo natural y lo humano. Su legado y trabajo son una celebración de la vida en armonía con la naturaleza y de la conexión entre lo humano y lo natural–una prueba viviente de que los obstáculos pueden convertirse en cimientos para construir nuevos horizontes, y una invitación a cuidarnos desde el respeto, la consciencia y nuestra relación con la naturaleza.

BIBLIOGRAFIA Y ESTUDIOS CIENTIFICOS

1. "El poder curativo de las plantas" - Michael Castleman

2. "Plantas medicinales: El Dioscórides renovado" - Pío Font Quer

3. "The Encyclopedia of Medicinal Plants" - Andrew Chevallier

4. "Natural Health Bible for Women" - Marilyn Glenville

5. "La farmacia natural: Guía de remedios caseros a base de plantas" - James A. Duke

6. "Herbal Medicine: Biomolecular and Clinical Aspects" - Iris F. F. Benzie y Sissi Wachtel-Galor

7. "The Green Pharmacy" - James A. Duke

8. "Plantas medicinales para el estreñimiento" - Editorial Susaeta

9. "Plantas medicinales: su uso en la salud y la enfermedad" - Roberto Cáceres

10. "The Herbal Drugstore" - Linda B. White y Steven Foster

11. "The Complete Illustrated Book of Herbs" - Reader's Digest

12. "Guía de remedios naturales" - C. Norman Shealy

13. "The Complete Medicinal Herbal" - Penelope Ody

14. "Remedios herbales: Guía práctica para aliviar más de 100 dolencias comunes" - Andrew Chevallier

15. "The Essential Guide to Herbal Safety" - Simon Y. Mills y Kerry

Bone

16. "Healing with Medicinal Plants of the West" - Cecilia Garcia y James D. Adams

ESTUDIOS CIENTÍFICOS:
1. "Castor oil: A vital drug for centuries" - Verma, P. R. P., & Joharapurkar, A. A.

2. "Pharmacological and therapeutic significance of Ricinus communis L." - Ogunniyi, D. S.

3. "Castor oil: An age-old therapy" - Vieira, R. D., & Simon, J. E.

4. "Magnesium carbonate and gastrointestinal health" - Schuette, S. A.

5. "Efficacy of magnesium oxide for bowel dysfunction" - Forootan, M., Bagheri, N., & Darvishi, M.

6. "Magnesium salts in bowel preparation: A review" - Hookey, L. C., & Vanner, S. J.

7. "Nutritional and functional properties of chia seeds" - Ullah, R., Nadeem, M., & Khalique, A.

8. "Chia seed supplementation and bowel regulation" - Vuksan, V., Jenkins, A. L., & Brissette, C.

9. "Chia seeds: Historical and nutritional significance" - Reyes-Caudillo, E., Tecante, A., & Valdivia-López, M. Á.

10. "Psyllium: A dietary fiber with diverse health benefits" - Marlett, J. A., & Fischer, M. H.

11. "Psyllium fiber and bowel function: A review" - McRorie, J. W., & Fahey, G. C.

12. "The role of psyllium in constipation and health" - Anderson, J. W., & Allgood, L. D.

13. "Probiotics in the management of constipation" - Dimidi, E., Christodoulides, S., & Scott, S. M.

14. "Probiotics for functional constipation: A systematic review" - Ford, A. C., Quigley, E. M. M., & Lacy, B. E.

15. "The role of probiotics in gastrointestinal health" - Marteau, P., & Shanahan, F.

16. "Rhubarb extract in constipation: Traditional use and modern science" - Xiong, H., & Ye, X. Y.

17. "Phytochemical and pharmacological properties of rhubarb" - Guo, Y. J., & Chen, X. J.

18. "Rhubarb as a medicinal plant: Therapeutic effects on constipation" - Wang, Q., & Zhang, Y. N.

19. "Chicory root fiber and its health benefits" - Roberfroid, M. B.

20. "Chicory: A review of its traditional uses and pharmacological properties" - Street, R. A., & Sidana, J.

21. "Chicory root fiber supplementation and digestive health" - Causey, J. L., & Feirtag, J. M.

22. "Boldo: Traditional use and modern pharmacology" - Rubiolo, J. A., & López-Alonso, M.

23. "Phytochemical and pharmacological studies of Peumus boldus" - Speisky, H., & Cassels, B. K.

24. "Medicinal uses of boldo leaves: A review" - Alzamora, S. M., & López-Malo, A.

25. "Cascara sagrada: A review of its laxative properties" - Gardner, E. J.

26. "Pharmacognostic evaluation of Cascara sagrada" - Blumenthal, M., & Busse, W. R.

27. "Cascara sagrada and its use in bowel regulation" - Bradley, P. R.

28. "Dandelion: A review of its traditional uses and medicinal properties" - Yarnell, E., & Abascal, K.

29. "Dandelion root and leaf: Effects on digestive health" - Schutz, K., & Carle, R.

30. "Therapeutic benefits of dandelion in gastrointestinal disorders" - Choi, U. K., & Lee, O. H.

31. "Frangula bark: A review of its laxative properties" - Blumenthal, M., & Goldberg, A.

32. "Phytochemistry and pharmacology of Frangula alnus" - Mitaine-Offer, A. C., & Miyamoto, T.

33. "Frangula: Traditional uses and therapeutic properties" - Wichtl, M.

34. "Peppermint in gastrointestinal health: A review" - McKay, D. L., & Blumberg, J. B.

35. "Mentha piperita: Pharmacological properties and health benefits" - Balakrishnan, A.

36. "The therapeutic use of peppermint in gastrointestinal disorders" - Kligler, B., & Chaudhary, S.

37. "Fennel and its role in gastrointestinal health" - Badgujar, S. B., & Patel, V. V.

38. "Phytochemistry and pharmacological activities of Foeniculum vulgare" - Rather, M. A., & Dar, B. A.

39. "Fennel: A comprehensive review of its traditional and modern uses" - Singh, G., & Maurya, S.

40. "Ginger and its potential role in gastrointestinal disorders" - Ali, B. H., & Blunden, G.

41. "Pharmacological effects of ginger on gastrointestinal function" - Zadeh, J. B., & Kor, N. M.

42. "Ginger: An herbal remedy for digestive health" - Lete, I., & Allué, J.

43. "Plantain: Traditional uses and modern research" - Samuelsen, A. B.

44. "The medicinal uses of Plantago: A review" - Samuelsen, A. B.

45. "Phytochemistry and pharmacological properties of Plantago major" - Sagnia, B., & Gborbiah, D.

46. "Malva sylvestris: Traditional uses and pharmacological properties" - Barros, L., & Carvalho, A. M.

47. "The therapeutic potential of Malva sylvestris in digestive disorders" - Çalişkan, O., & Ceylan, O.

48. "Malva: A review of its medicinal properties and applications" - Özbek, H., & Uğraş, S.

49. "Marshmallow root: Traditional use and therapeutic benefits" - Kulp, K. S., & Montgomery, J. L.

50. "Phytochemical and pharmacological properties of Althaea officinalis" - Boskabady, M. H., & Javan, H.

51. "Herbal medicine: Marshmallow and its therapeutic effects" - Samavati, V., & Manoochehrizade, A.

52. "Chamomile: A herbal medicine of the past with bright future" - Srivastava, J. K., & Gupta, S.

53. "Therapeutic effects of Matricaria recutita in gastrointestinal disorders" - McKay, D. L., & Blumberg, J. B.

54. "Chamomile: An overview of its medicinal uses" - Srivastava, J. K., & Shankar, E.

55. "Peppermint oil and its therapeutic potential in gastrointestinal health" - Grigoleit, H. G., & Grigoleit, P.

56. "Mentha species: In vitro and in vivo assessments of their antioxidant activity" - Dorman, H. J. D., & Deans, S. G.

57. "Mints: A comparative study of their bioactivity and health benefits" - Lawrence, B. M.

58. "Licorice and its potential therapeutic effects in digestive health" - Asl, M. N., & Hosseinzadeh, H.

59. "Glycyrrhiza glabra (Licorice): A comprehensive review on its phytochemistry" - Fenwick, G. R., & Lutomski, J.

60. "Licorice: A traditional medicine for modern times" - Fiore, C., & Eisenhut, M.

61. "Rhubarb: Its role in traditional medicine and current research" - Xie, W., & Du, L.

62. "Therapeutic effects of Rheum species in digestive disorders" - Guo, H., & Zhang, L.

63. "Phytochemical and pharmacological properties of rhubarb" - Huang, Q., & Zhang, S.

64. "Senna: A traditional herbal medicine with modern applications" - Lemmens-Gruber, R., & Marchart, E.

65. "The pharmacological activities of Senna: A review" - Khare, C. P.

66. "Senna: A review of its traditional uses and modern applications in gastrointestinal health" - Bradley, P. R.

AVISO LEGAL Y CREDITOS	2
Prólogo: Una Guía para el Bienestar	3
INTRODUCCIÓN	4
EL ESTREÑIMIENTO	6
Tipos de estreñimiento	8
Síntomas	11
Causas	13
Posibles complicaciones	16
Disminución de los síntomas y prevención	19
Recomendaciones adicionales	22
Consideraciones sobre los laxantes	23
Pruebas médicas diagnósticas	26
Signos de alarma ante el estreñimiento	29
PREGUNTAS Y RESPUESTAS	33
109 Preguntas y respuestas	34
PLAN PRACTICO RECOMENDADO	53
SUPLEMENTOS NUTRICIONALES	56
Precauciones esenciales	57
Suplementos nutricionales y estreñimiento	57
Aceite de ricino	58
Carbonato de magnesio	59
Chía	59
Psyllium	60
Probióticos	61
Ruibarbo	62
Efectos adversos, contraindicaciones e interacciones	63
Aceite de ricino	63
Carbonato de magnesio	64
Chía, Semillas de	64
Psyllium, Fibra de	65
Probióticos	65
Ruibarbo	65
ALIMENTOS QUE TRANSFORMAN	67
Comprendiendo el vínculo entre nutrición y salud	68
Alimentos que curan según la MTC	70
Aceite de oliva	71
Aloe vera	71
Bicarbonato de sodio	71

Ciruela	71
Ciruelas secas	71
Espinaca	71
Higo	72
Limón	72
Kiwi	72
Manzana	72
Melaza	72
Melocotón	72
Semillas de lino	72
Miel	72
Miel y vinagre	72
Plátano	73
Piña	73
Uva	73
Uvas pasas o secas	73
Zanahoria	73
Otros remedios efectivos para el estreñimiento	74
Semillas de Psyllium, Lino o Linaza	74
Agua Caliente con Miel en Ayunas	74
Aceite de Coco Virgen Extra	74
Hidratación y Consumo de Fibra	75
Recomendaciones Adicionales	75
Recomendaciones generales de alimentación	75
Alimentos y bebidas recomendados	78
Alimentos y bebidas a limitar o evitar	80
Formas de cocinar y salud	82
Apoyo para el estreñimiento: Recetas fáciles y deliciosas	84
Desayunos	84
Almuerzos	85
Meriendas	88
Cenas	90

ZUMOS Y JUGOS

93

Zumos y jugos: Descubre su poder	94
Diferencias entre los zumos caseros y los comerciales	96
Ventajas generales de los zumos y jugos caseros	99
Posibles efectos adversos	100
Cuándo tomar los zumos, batidos y jugos	101
Consejos de preparación	102

Recomendaciones generales	103
Recetas sugeridas	105
PLANTAS MEDICINALES	**107**
Información importante	109
Pautas para el uso de los remedios herbales	110
Medidas	110
Plantas medicinales para el estreñimiento	111
Achicoria (Cichorium intybus)	111
Boldo (Peumus boldus)	112
Cáscara sagrada (Rhamnus purshiana)	112
Diente de león (Taraxacum officinale)	112
Frángula (Rhamnus frangula)	113
Hinojo (Foeniculum vulgare)	113
Llantén (Plantago major)	114
Malva (Malva sylvestris)	114
Malvavisco (Althaea officinalis)	114
Regaliz (Glycyrrhiza glabra)	115
Ruibarbo (Rheum rhabarbarum)	115
Sen (Cassia angustifolia)	116
Recetas de fitoterapia	116
Pasos simples para preparar una tintura	117
Conoce todo lo necesario sobre las plantas recomendadas	118
Achicoria (Cichorium intybus)	119
Agracejo (Berberis vulgaris)	121
Boldo (Peumus boldus)	124
Cáscara sagrada (Rhamnus purshiana)	127
Diente de león (Taraxacum officinale)	130
Frángula (Rhamnus frangula)	133
Hierbabuena (Mentha spicata)	136
Hinojo (Foeniculum vulgare)	139
Jengibre (Zingiber officinale)	142
Llantén (Plantago major)	146
Malva (Malva sylvestris)	149
Malvavisco (Althaea officinalis)	151
Manzanilla (Matricaria chamomilla)	154
Menta (Mentha)	156
Regaliz (Glycyrrhiza glabra)	160
Ruibarbo (Rheum rhabarbarum)	163
Sen (Cassia angustifolia)	165

"De mi pasión a tu bienestar" 169
NOTA FINAL 170
LIBROS DE LA AUTORA 171
"Raíces que Inspiran: 172
De los Obstáculos a Nuevos Horizontes" 172
BIBLIOGRAFIA Y ESTUDIOS CIENTIFICOS 174

www.ingramcontent.com/pod-product-compliance
Lightning Source LLC
Chambersburg PA
CBHW050213230526
45470CB00001B/368